U0066790

用一枝筆
消除壓力

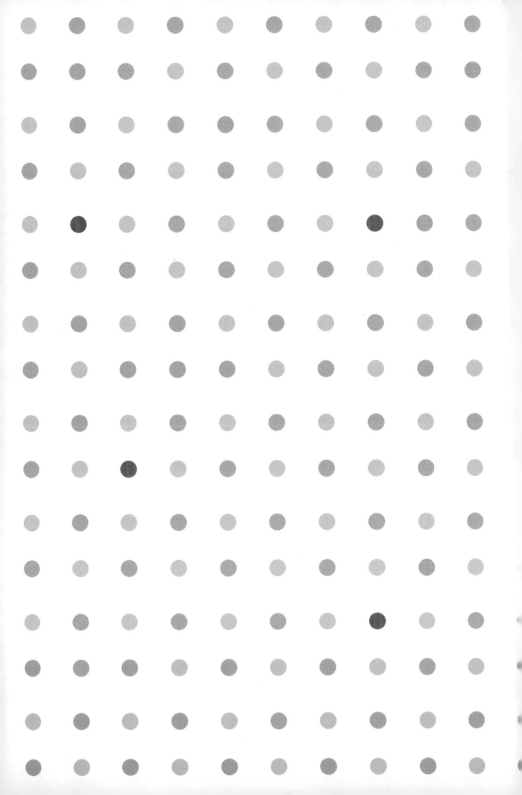

文經文庫
295

用一枝筆
消除壓力

えんぴつ1本でストレス解消！働く人のアートらくがき帳

四天王寺大學
副教授 今井真理◎著 / 王慧娥◎譯

COSMAX
PUBLISHING Co.
Since 1981

文經社

Taiwan

▌自序

「累積在身體上的疲勞，可以靠營養攝取及補充睡眠而消除，但是積壓在心頭上的疲勞（也就是所謂的壓力），卻始終無法消除」——相信很多人都有這種感覺。

舉例而言，
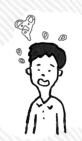
◆對於聽不懂人話的主管厭惡透頂。
◆不知道該如何和辦事不力的同事相處。
◆苦於應對自私自利的廠商。

上述舉的是工作上的例子，而日常生活當中，其實也不乏其他類似的狀況，例如：
◆家人之間的關係不融洽，沒辦法好好地溝通。
◆常因為孩子們的事情或是另一半的問題而感到煩惱。
◆疲於面對婆媳或姑嫂之間的關係。
無止盡的惱人問題。我們的生活就被諸如此類的各種壓力包圍著，日復一日地度過。

現代生活中，幾乎人手一支行動電話，只要有網路，似乎所有的事情都可以隨手搞定，然而即使時代如此便利，人們的煩惱依舊有增無減，甚至還有越來越複雜化的趨勢。揮之不去的壓力，應該就是大多數人面對的現實情況吧。

壓力的形成原因不僅僅只來自於工作而已，像方才所提到的日

常生活壓力，其實也有很多。以日本的憂鬱症患者人數而言，據說在2008年時已經超過一百萬人了，換句話說，每十五個人之中就有一個人罹患憂鬱症。加上壓力無法用肉眼辨視，容易被人們忽視，便逐漸在人們的內心中層層堆積、日漸膨脹，而後在不知不覺當中導致人們罹患了精神疾病，招致無可挽回的情況。

於是我想寫一本書，讓事情在陷入最糟的情況之前，**希望讀者利用生活中的一點點時間，藉由塗鴉般地畫畫圖、寫寫字的方式，達到抒解壓力，並且活化大腦的作用。**

而且我也去除了讓人感到困難的成分，讓讀者每翻一頁，都能有新的發現與體會，同時帶來興奮期待的感覺，我抱持這個初衷，撰寫了本書。

本書不是一本單純的「讀物」，而是透過「塗塗寫寫」的方式，讓讀者發掘自身無限的可能性。一開始的時候，雖然可能會因為還不熟悉，感到困難，而遲遲沒有進展。但是千萬別因此停下腳步，請繼續耐著性子，往下一頁看下去。透過本書，相信一定能讓你好好地面對自己，並且在自己的內心層面產生新的變化。

藝術這個東西，我認為對於多數人來說，原本都應該是一項有效的工具，只不過不知道為什麼，卻常被誤認為是專屬於有天分的人，令一般人敬而遠之，直到今天依舊沒有改變。最近我越來越強烈地感覺到，化解這種誤解的責任，難道不就在於像我一樣，從事藝術教育的工作者身上嗎？我衷心且強烈地期盼，讀者們能透過閱讀本書，消除各位在現實生活中的壓力，使你更接近自己心目中理想的幸福，哪怕只有些微的改變也好。

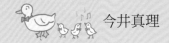 今井真理

前言——本書的使用方式

本書是由「閱讀＋書寫＋繪畫（＋鑑賞）」所構成，是一種新型態的書籍。

始終排斥自己動手畫圖的人，一看到「自己動手畫」這幾個字，或許就會產生了些許的抗拒感，心中開始想著──「我怎麼可能會畫？」「不可能的吧……」──於是就合上了書本。然而越是深信**自己沒有天份的人，我越是希望你們能夠看看這本書。**

念書時的圖畫作業、以及美術方面的痛苦回憶及成績，請先將這一切的一切拋到腦後。揮去先入為主的觀念，深呼吸一下，然後用輕鬆的心情翻開本書。隨著一頁頁看下去，塗塗寫寫的過程中，我想你應該能夠真切地，感受到自己的想法，會慢慢開始有所改變。

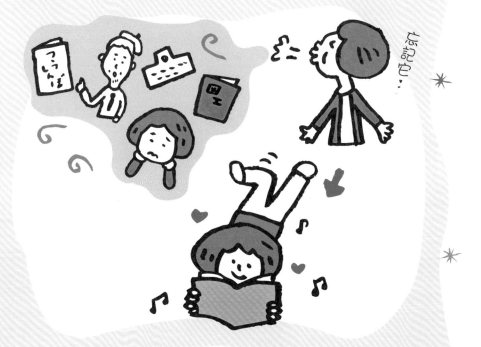

本書完全沒有天分問題或是其他艱澀難懂的部分。請放鬆心情，用塗鴉的輕鬆心態開始著手。

　　雖然我在大學裡教的是美術，但是最近有越來越多學生，對於畫畫這件事感到痛苦。針對這些有心理障礙的學生，我執教的第一目標就是讓他們在授課結束時，能夠愛上動手繪畫。

　　而實際的結果則是，在課程最後有將近八成的學生，給了我積極而正面的意見，例如——「原本最討厭畫圖了，沒想到其實挺有趣的」、「畫畫讓我的心情變得舒坦多了，雖然不知道到底是為什麼」、「出乎意料之外地讓我著迷，畫完之後也變得有精神多了」、「我再也不覺得畫畫是很痛苦的事了」、「原來所謂的美術，不僅僅是畫圖而已，也和心靈層面有密切的關聯性，還有很深奧的學問呢」——我感到慶幸的同時，這些話也成為我現在繼續執掌教鞭的原動力。

　　本書的內容組成，是設法讓讀者在閱讀的過程中，以輕鬆的心情，排除自身的壓力，並發掘新的自我。

　　每一頁的內容都可以在短時間之內結束，但是如果你想慢慢地進行下去的話，也可以在第二天從同一頁重新再進行一次，或是在天氣晴朗的日子裡，帶著這本書到你喜歡的咖啡館去也行。此外，基本上本書的結構是從第一課開始著手，只不過也不需要特別拘泥這一點，如果你想要從自己喜歡的頁數開始也沒問題。

　　在本書裡，處處安插了能夠畫圖的空間，除了畫圖之外，另外也有很多頁面可以利用自己擅長的方式來使用，例如：參考自己喜歡的雜誌或是廣告等印刷刊物，直接把它剪下來貼上去等等。此外也有能用文字呈現的頁面，而不是僅僅只能用來畫圖而已。

繪畫是一種內心世界的呈現，所以不需要拘泥於畫出別人看得懂的美麗作品。書中的某些內容，或許會有較強烈的表現方式，將激烈的、悲傷的、懊悔的心情傳達給讀者。翻到這些篇章時，我希望你只要忠實地照著自己的內心感受，跟著提示一頁一頁地進行下去即可。

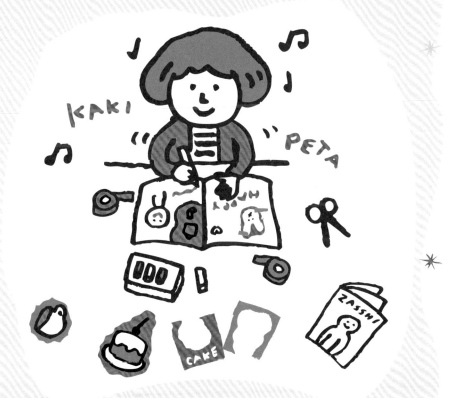

　　此外，也可以和好朋友、男女朋友一起使用本書，這時候不用直接寫或畫在本書上，而是另外準備 A 4 大小的素描本，這也是不錯的方法。

至於該在書上寫或畫些什麼呢？或許有人會考慮再三，其實無論閱讀再怎麼棒的書，如果只用眼睛看、光用腦袋思考的話，將無法從既有的現實之中往前邁進，而是依舊原地踏步而毫無改變，壓力當然也就無法消除了。

　　至於**繪畫工具，無論是傳統鉛筆或是自動鉛筆都無妨，只要準備自己覺得好用的工具即可**。只不過在剛開始著手的時候，能用橡皮擦擦掉的工具，或許會讓人感覺比較安心，另外也可以使用自己喜歡的水性筆，**成就一本專屬於你的重要書籍**。因為既不需要把它當成藝術品，也不需要給別人看，所以請用塗鴉的心情，放輕鬆地一直進行下去。

　　為了認識自己心中的能量，消除堆積在心底深處的壓力，同時獲得嶄新的想法，並朝向自我實現的方向邁進，何不相信自己擁有藝術方面的能力，花一點點日常生活的時間在這本書上呢？

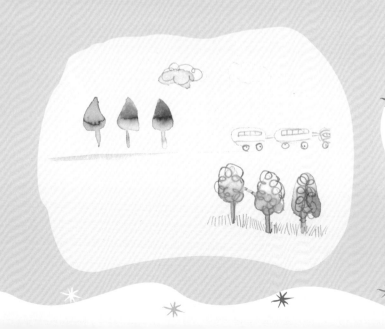

目錄

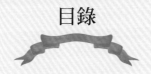

Lesson 1
了解自己心中的能量

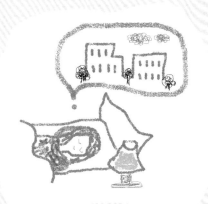

本文插畫　ABEMICHIKO & 今井真理

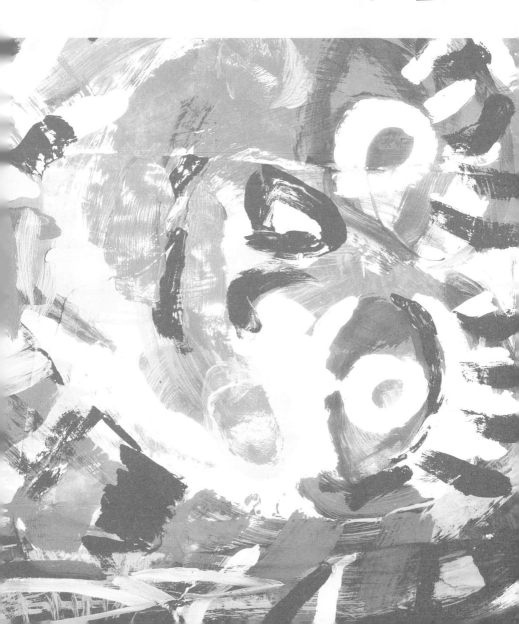

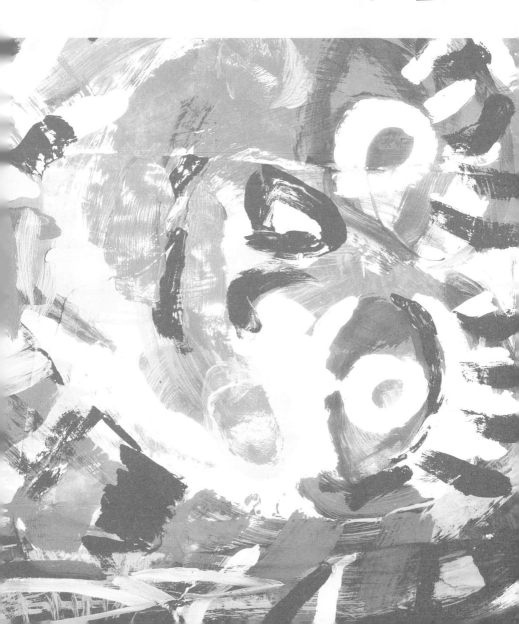

Lesson 1

了解自己心中的能量

用一條線，排除心中的毒素！

　　一開始先隨心所欲地畫出線條，當做正式開始前的暖身動作。線條的種類很多，有筆直的線條、也有虛軟無力的線條；有用尺畫的線條、還有徒手畫的線條等等。不需要想太多，試著憑直覺畫出各種線條即可。

　　這一課的目的是為了排除心中的毒素。透過畫出許許多多的線條，不知不覺心中的毒素，會隨著你的心情轉變而逐漸排出。總而言之，請先試著畫上一道吧。

　　雖說只是一道線，卻仍然讓你感到有些不知所措、不知該如何下筆的話，請先看看我的小小示範，也就是下面的圖畫。可是千萬別只是看一看而已，因為光看絕不能把你心中的毒素排出來。

　　下面的圖畫，是不是讓你有種「啥米？這種鬼畫符也行喔！」的感覺呢？有沒有讓你稍微感到安心了？接著請看向下一頁吧。

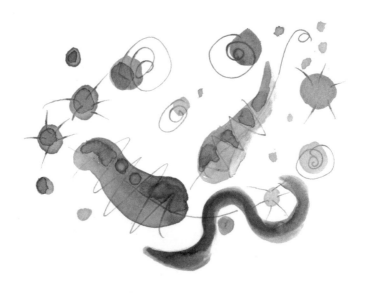

換你囉。請在下面的框框內隨性畫畫看。

什麼？還想再畫一張嗎？沒問題！這裡準備了另外一個框框，請繼續在這裡作畫吧。

我似乎聽到有人說：我不想一次畫兩張，我想明天再畫這一張。沒關係，那就等明天換個新的心情再來畫。

總而言之，不要想太多，順著自己的感覺畫出來就可以了。

用小圓圈（○）
拼湊一個自由的圖

　「圓圈（○）」是日常生活當中隨處可見的形狀之一，它的種類非常多，有大的○、也有小的○，還有兩層的◎等等。在平常使用的電腦及行動電話裡，圓圈的符號也經常可見。

　今天就來利用這個平常再熟悉不過的形狀，來完成一幅圖畫。接下來我就稍微說明一下畫法。

　（一）首先試著畫上一個圓圈（○）。

　（二）然後組合許多的圓圈，用圓圈排列出自己喜歡的圖案。也可以依照自己的喜好，將大小不同的圓圈組合排列在一起。

　請參考以下的示範。這是將許多小小的圓圈組合在一起，最後形成了一個熊的圖案。使用這種方式，相信原本不擅長畫畫的人，一樣可以輕鬆地畫成一幅圖畫。

　咦？我好像聽到有人說：「這才不是熊，看起來根本就像是貓」沒錯！圖畫看起來像什麼本來就因人而異，所以像貓也無妨，根本不需要在意別人說什麼。

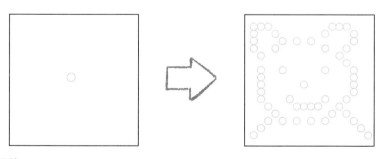

應用篇
（ａ）○裡面再畫上○也ＯＫ！
（ｂ）用○畫圖的時候，圓圈裡面要留白或是著色都是個人的自由。請依照自己的喜好及當天的心情來畫吧！

重點
不要在意完成後是什麼模樣，集中精神的作畫過程才是重要的事。

接下來換你了。請在以下的空白處畫畫看吧。

和喜歡的色彩對話吧！

對於色彩的好惡，每個人各有不同。

看見自己喜歡的顏色、或是將之穿戴在身上，總是能讓人格外地開心，因為色彩具有左右人們情緒的能量。色彩在減重、心靈療癒、健康等領域，扮演了很重要的角色。最近甚至還有一種說法，就連奧運競技賽事上，色彩也會影響勝負。

高懸在天空中的彩虹，很賞心悅目吧。今天就讓我們一邊回想著以前曾經看過的彩虹，一邊用色鉛筆之類的畫具，在下面的圖框裡上色。

雖然彩虹的顏色有一定的順序，但是這裡並不需要特別拘泥，只要照自己所想到的塗上去就行了。如果還是有人想按照規矩來，為了方便參考，以下就把彩虹的顏色順序列出來。從圓弧的最外圍開始，依序是「紅、橙、黃、綠、藍、靛、紫」七種顏色。但是有一點要注意，這是在台灣國內看到的彩虹色彩，其實依照國家的不同，色彩的排列順序與數目也不盡相同。

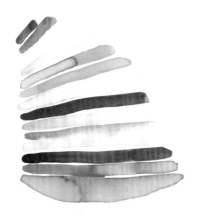
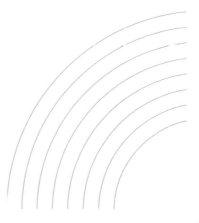

用一枝筆溫柔地......

17

記憶中的彩虹畫好了嗎？

自己喜歡的顏色，可能因為當天的身體狀態等因素而有不同，因為它會隨著當下的心理狀態及身體情況而有所改變。

接下來請試著用文字或是詩詞的方式，將現在的心情表現出來。

例如：一回想起以前曾經看過的彩虹，久遠的回憶也頓時一併浮現在腦海中。

我似乎聽到有人說：「怎麼回事，我好像突然對色彩有了興趣！」

　　利用這難得的機會，繼續和色彩對話一番吧。接下來，請專注於自己的感覺，使用自己喜歡的顏色，在下面的框框裡畫上圖案。

　　這不是要畫給別人看的，所以不需要介意畫得好與不好，請依照自己當下的心情，自由自在地畫畫看。即使只是塗塗自己喜歡的顏色，心情也會隨之改變喔。

盡情地在格子裡著色
——和蒙德里安一起享受《百老匯爵士樂》！

你知道蒙德里安（Piet Cornelis Mondrian）（※編註）這位畫家嗎？乍看之下，蒙德里安的畫作只不過是單純用正方形羅列而成的圖形，然而這其實是以非常科學的方式描繪而成的。

下一頁所準備的正是這位蒙德里安的作品《百老匯爵士樂》（Broadway Boogie-Woogie）的底稿，請在上面塗上你喜歡的色彩。可以一個人慢慢地塗，也可以和好朋友兩人交互地塗在格子上；或者是準備兩張底稿，待完成之後再交換欣賞，這樣也很有趣。只不過千萬別被對方的步調打亂了，請用自己的步調來塗。當作品完成之後，相信一定會讓你想要隨著爵士樂而手舞足蹈。

本頁底下的圖畫就是蒙德里安的《百老匯爵士樂》。只用了藍、紅、黃、白，四色繪製而成。

※編註：蒙德里安（Piet Cornelis Mondrian，西元1872-1944），荷蘭畫家，自稱「新造型主義」，又稱「幾何形體派」。作品多以垂直線和水平線，長方形和正方形的各種格子組成，反對用曲線，完全摒棄藝術的客觀形象和生活內容。

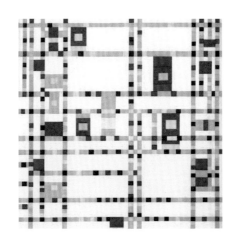

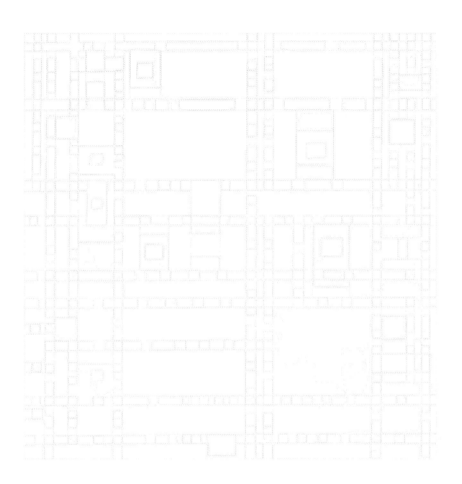

好了，你完成了什麼樣的作品呢？

我好像聽到有人說：「格子好多喔！塗起來比想像中更花時間。」然而在著色的過程中，若精神專注的投入其中，應該會讓你忘了時間的存在吧。在日復一日繁忙的生活裡，只要有一瞬間能忘了時間的存在，而專注在某一件事情上，什麼樣的事情都可以，對於心靈與大腦來說，都是一件非常有益的事情。

趁著這難得的機會，趕緊把繪製作品的感想寫在下一頁。請試著用簡單的文字，整理出簡短的感想。

例如：和朋友兩個人一起著色，感覺好像玩遊戲一樣，有趣極了。
　　　下次想嘗試一個人單獨塗塗看。

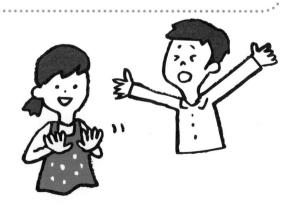

大膽秀出自己憧憬、景仰的人

　　「受人景仰的人物」無論年紀多大，看起來總是非常吸引人。至於受人景仰者的要素是什麼，答案可能因人而異，但是應該不是只憑外表而已。這樣的人大多兼具內涵、知性及品格等要素，才能夠讓心中的美顯現於外在。

　　接下來就請試著「塗塗寫寫」（＝繪畫＋文字）你所景仰的目標人物。

🐕 試著用「文字」呈現自己憧憬、景仰的人物
例如：
‧面對他人總是能付出關心的人。
‧對於時尚具有敏銳度的人。

接下來再試著用「繪畫」呈現自己景仰的人物。
如果有明確的景仰人物存在，可以直接貼上剪報、或者是照片。

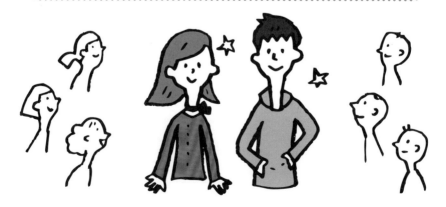

靜靜地感受水紋波動

當你出神地眺望著海洋或河川的水流，將專注力傾注於水的流動時，不知不覺中，心情也跟著平靜下來了。你曾不曾有過相同的經驗呢？

下圖是葛飾北齋(※編註)《富嶽三十六景》的〈神奈川沖浪裏〉，有沒有覺得曾經在哪裡見過呢？這幅畫就是《富嶽三十六景》系列中的代表作之一。

這幅畫作不僅獲得了海外知名藝術家們的讚賞，據說有不少畫家甚至音樂家是從這幅畫作中得到靈感，創作出傑出的作品。

畫作中傳達出來的震撼力，彷彿能讓人聽到海浪的聲音，你看了之後有什麼感覺呢？相信你一定也和知名的藝術家一樣，湧現了諸多的靈感吧。接下來就將你的感性，好好地寫在下一頁的框框裡。

※編註：葛飾北齋(Kazusika Hokuzai，約西元1760-1849)，日本江戶時代後期的浮世繪代表畫師之一。畫作主題森羅萬象，從風景畫、春畫到奇想畫等，一生發表超過3萬件作品。代表作有《富嶽三十六景》、《北齋漫畫》。

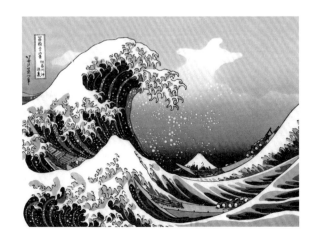

請將欣賞畫作所得到的靈感寫在這一頁裡。完全不需要想太多，什麼字句都可以。請用最直接的話語，寫下最純粹的心情即可。

說不定能在意料之外的文字中，孕育出有助於明天工作上的靈感喔！

例如：看著身處於驚濤駭浪中的船隻，想到它的情況比自己所處的環境更加惡劣，進而連想到自己的煩惱是多麼地微不足道。

你是不是有了什麼好的想法呢？光用文字或許無法完全表達吧，既然如此，接著就提筆在下圖塗上顏色吧。說不定這下子能讓你有驚奇的靈光一現喔！

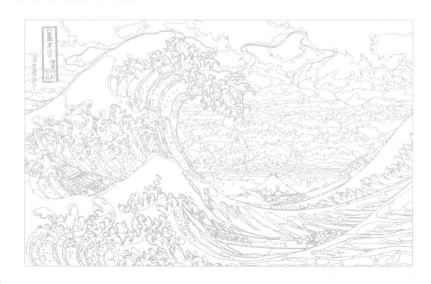

享受模仿一幅畫
——大腦不可思議的顛倒運作

　　接下來嘗試模仿下一頁的畫作。相信有的人在沒有範本可以參考的情況下，會畫得很痛苦，一旦有得模仿就能畫得很好吧。請先翻到下一頁看一下。

　　咦？仔細一瞧，有沒有發現這幅畫好像放反了呢？這可不是印刷錯誤喔，因為規規矩矩地模仿太無趣了，所以我們來嘗試模仿「倒過來」的圖畫。既然範本是顛倒的，依樣畫葫蘆畫出來的圖當然就是相反的了。

　　「感覺好奇怪，這樣畫得好嗎？」——請不要畫到一半就停筆，或是轉換書的方向。請一口氣，但是要慢慢地，看著這幅「反著」的畫一筆畫到最後喔！。

　　「我原本就很不會畫圖了，這樣的話就會畫得更慢了……」——千萬不要焦慮，請一邊仔細地看著範本，一邊慢慢地像龜兔賽跑裡的烏龜一樣，用緩慢的速度畫下一筆一線就可以了。

　　一直到最後，都別忘了這種「描繪的感覺」，一定要記得喔！請一邊享受平常無法感受到的感覺，一邊堅持下去。

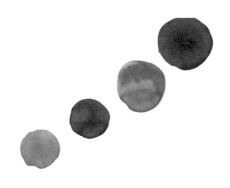

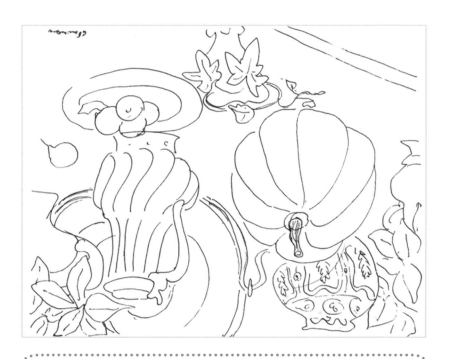

如何呢？是不是畫得比平常來得好呢？

既然機會難得，接下來就把書的方向轉過來，把範本轉正之後再模仿一次吧。

範本顛倒和擺正之後，畫出來的作品有什麼不一樣呢？看著顛倒時畫的範本，是不是反而畫得比較好呢？。

平常很少畫圖的人，或者是不擅長畫圖的人，不知道為什麼，大多是在顛倒的狀態下畫得比較好。所以說，人類的大腦真是神奇啊。

用一張隨意的「撕紙」
表現個人風格

這一回要嘗試的是製作「撕紙」（form）。

請準備正方形的紙張。可以的話，使用色紙或是圖畫用紙等有色的紙張，作品會顯得比較漂亮，但是如果手邊沒有，使用影印紙之類的薄紙也ＯＫ。

將準備好的紙張從正中央對摺，接著再對摺一次。

將四摺之後的紙張，用「手」撕成自己喜歡的形狀。

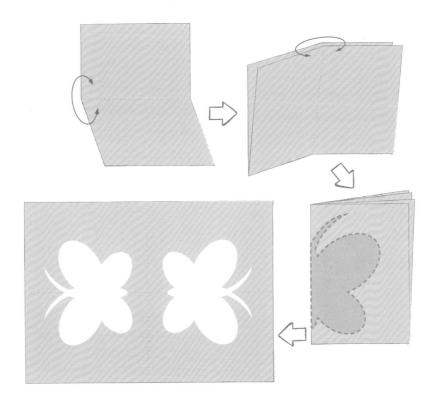

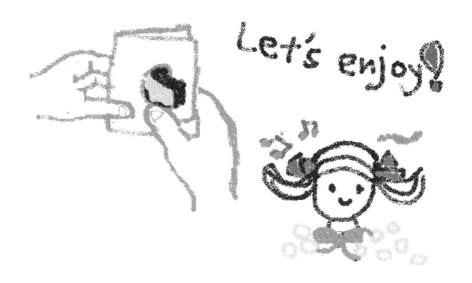

　撕完之後，請慢慢地攤開紙張，從來不曾想像過的未知形狀就這樣完成了。很簡單吧，所以不要只做一張，請試著多撕幾張看看。

　有的人可能會覺得——「雖然撕的很奇特，不過形狀看起來挺漂亮的，很想找人一起熱熱鬧鬧地來個撕紙大會！」——如果你有這種想法的話，不妨在上班時的午餐時間，或是和朋友一起喝下午茶、聚餐的時候，嘗試一起做做看。和身邊的人互相欣賞彼此的作品，人際關係也會因為這樣的交流，變得更加和樂融洽喔。

　若想一個人完成，又還沒撕出自己滿意的形狀，那就悄悄地在包包裡備妥可愛的色紙或是自己喜歡的紙張，想到時就來撕一下。

　倘若完成了自己喜歡的形狀，請拍下來當成行動電話的待機畫面，或是黏貼在下一頁裡。黏貼的時候，塗上少許的漿糊即可。

🐕 請將喜歡的撕紙黏貼在以下的空白處。

名畫鑑賞
《戴珍珠耳環的少女》

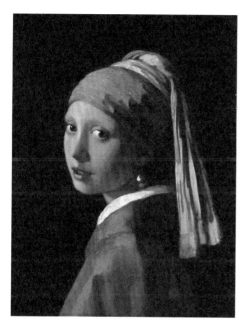

這幅畫是喬納斯・維梅爾（Johannes Vermeer）的油畫——《戴珍珠耳環的少女》(※編註)。又因為畫中的少女頭上纏繞著青藍色的頭巾，所以也被稱為《青色頭巾的少女》。少女的凝視，有著無法言喻的神情，這是一幅無論看過多少次都會為之震懾的畫。重點的頭巾所使用的青藍色，據說用的是當時極為高價，一種名為「青金石」的顏料。

維梅爾是出身荷蘭的畫家，也被稱為謎樣的畫家。截至目前為止，他已被發現的創作作品全部共三十幾件，和其他知名畫家相較之下，數量相當稀少。

此外，另有一說指出，畫中少女正是維梅爾的女兒，然而從製作年分來換算，則是有不盡自然之處。因此少女模特兒究竟是誰？現在仍是謎團重重。

※編註：美國作家崔西・雪佛蘭(Tracy Chevalier)，以這幅畫為靈感，寫成小說《戴珍珠耳環的少女(Girl with a Pearl Earring)》(皇冠，2003年)。其後拍成同名電影，由思加蕾喬安森(Scarlett Johansson)、柯林佛斯(Colin Firth)主演，於2006年上映。

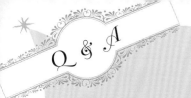

繪畫需要天分嗎？

在我的課堂上，很多人曾經跟我說：「幼稚園的時候，畫畫圖、做做手工藝曾經是一件很快樂的事……」上了大學之後，很多人卻說：「我既沒有天分，學生時代又完全沒有美好的回憶……」這時候我才發現，認定繪畫需要天分的人，其實出乎意料的多。

然而事實上，繪畫根本不需要天分。

就以棒球和網球之類的運動為例，不可能才剛學一下子就上場比賽，剛開始一定都要先做很多揮空棒之類的基礎練習，樂器演奏也一樣。在某個領域被稱為專業的人，絕對不是從一開始就很厲害，都是按部就班地從基本練習開始。

繪畫也同理可證。然而不知道為什麼，唯獨繪畫，如果不能馬上一筆成畫的話，總是會讓人落入「我沒有天分」的思維裡。想要畫得好，最重要的就是像運動、音樂等技能一樣地勤於基礎練習及訓練。即使是知名的藝術家，也不可能一開始就很行，就像知名的畢卡索，也曾經被人稱為「模仿的天才」。

本書備有許多繪圖的頁面，我希望讀者了解，在這本書中並不需要「畫得很好」。因為畫在書裡的東西，既非參賽作品，也沒有必要給別人看，所以不需要假裝自己很會，也沒有必要感到焦慮，只要依照自己的步調來畫就可以了。不需要緊張，請回想起孩提時代的記憶，回想起還覺得「畫圖好有趣」的年代，放心大膽拿起筆來畫下去吧。正是維持輕鬆的態度，才有助於消除壓力。

現在已經是電腦也可以繪圖的時代了。用電腦畫，比用手畫的線條要漂亮多了，同時還可以塗上色彩。偶爾也可以試著用電腦練習畫圖，這也是一種不錯的繪畫方式喔！

為自己的內心
加上一層防護罩

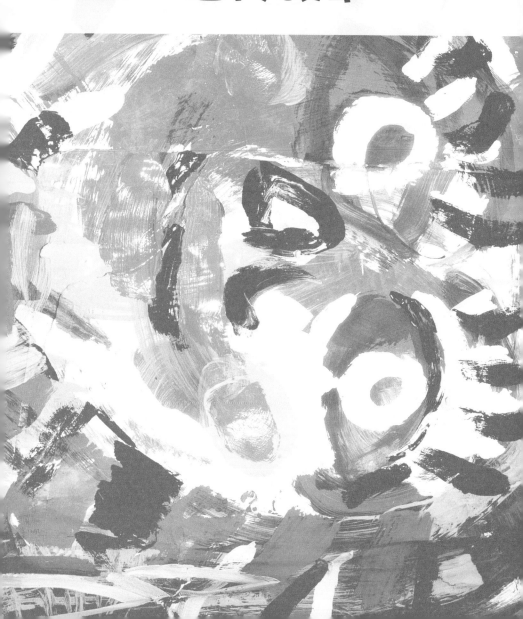

傾聽自己內心的聲音
——來自孟克靈魂深處的《吶喊》

在孟克（Edvard Munch）（※編註）的畫作中，最知名的就是《吶喊》（The Scream），很多人都曾經在某處看過這幅畫。孟克這位藝術家，打從出生開始就身體孱弱，他對於活下去的執著，比其他人要強上數倍。在他的心中，充滿著關於「愛」、「死亡」、「不安」等主題，因而孕育了如此觸動人心的畫作。乍看之下或許令人有些害怕，但是在了解他的心理背景之後，再回頭觀賞這幅畫，相信整個感覺也會不一樣吧！

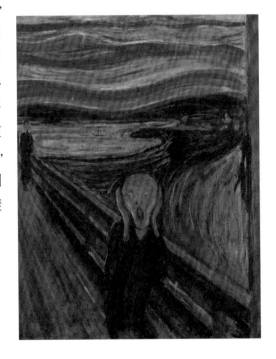

※編註：孟克(Edvard Munch，西元1863-1944)，挪威表現主義畫家及版畫技師。孟克的母親在他五歲時死於肺結核。其父患有精神疾病，向孩子們灌輸了恐懼地獄的觀念。最喜歡的姐姐蘇菲，於1877年病故。孟克自己也是體弱多病。五個兄弟姐妹也接二連三地死去，嚴重打擊了蒙克的精神與情緒。蒙克晚年曾說：「病魔、瘋狂和死亡是圍繞我搖籃的天使，長久伴隨我的一生。」

接下來要呈現的就是你自己內心的吶喊，而不是孟克的。請先欣賞孟克的畫作，然後用文字表現出你的內心所發出的嘶吼。

❄ 欣賞了孟克的畫作之後，將心中所感、所想，用簡單的文字寫下來。

然後再試著畫出你內心現在的吶喊。無論是開心的事、抑或悲傷的事，或者是憤怒的事，全部都可以，總之請嘗試用圖畫表現出來。讓畫圖幫你抒解壓力，脫離現狀，帶領你繼續往前邁進。

✿ 坦率地面對自己的內心，無論什麼都可以，將自己感受到的一切畫出來。如果難以用圖畫呈現時，也可以從雜誌等刊物上，將符合你內心吶喊意象的照片剪下來，然後黏貼在這裡。

接著請用文字表達你內心的吶喊。將圖畫難以妥善地表現之處，補充在以下的空白地方，放輕鬆地寫下來。

最後在孟克的《吶喊》上塗上顏色。請按照自己的感覺，塗上自己喜歡的色彩。

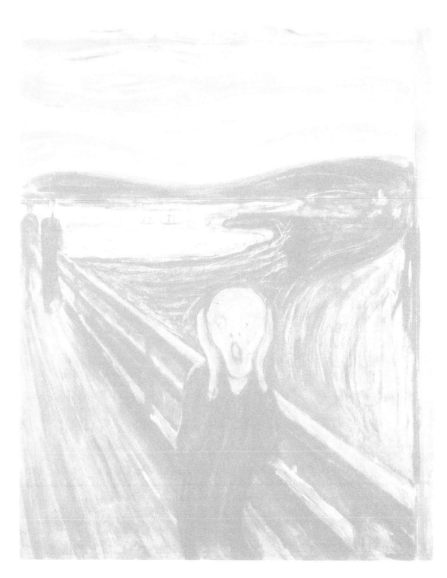

找回走樣的心
——當你變成莫迪里亞尼的《藍眼女子》時

　　現代人的日子過得繁忙不堪，再加上人際關係變得複雜，相處之間很容易因為細微小事，造成壓力累積，進而使得心情跌落谷底，即使到了第二天依舊無法釋懷，影響了工作表現。上述的情況相當常見吧！

　　除了工作上的壓力之外，和自己重視的人或家人之間，一樣可能因為一點點溝通上的落差而弄得心情亂糟糟，一旦心理狀態調適不過來，往往就容易演變得一發不可收拾。就連我也一樣，只要是現代人，日子多少都會有人際關係上的壓力。

　　如果能減少心情跌落谷底的次數，心理狀態就能調適過來，只不過知易行難，是不是呢？

　　右圖是莫迪里亞尼（Amedeo Modigliani）（※編註）的《藍眼女子》（Blue Eyes）。這幅作品的背景使用了灰色與黑色，畫中女子的雙眼都使用了單一的水藍色。原畫之中傳達出悲傷的神情，女子的目光沒有焦點地望向遠方。

　　這幅畫的模特兒，據說是莫迪里亞尼的妻子珍妮‧赫布特尼（Jeanne Hébuterne）。莫迪里亞尼長年有病在身，三十五歲的壯年便溘然長逝，而當時的珍妮‧赫布特尼有孕在身，在莫迪里亞尼辭世後兩天，為了追隨他選擇了自殺。

　　女子因為無法走出心中的悲慟，而衍生出來的悲劇，彷彿早已透過畫中的憂傷神情暗示出來了。

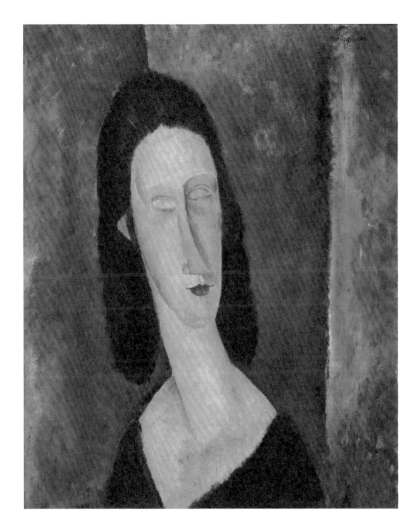

接下來請練習看看，設法讓你因為壓力而逐漸走樣的心，慢慢回復原狀。哪怕努力的成果有限也好，請試著客觀的審視內心，忠實地將自己的狀態寫下來。

※編註：莫迪里亞尼(Amedeo Modigliani，西元1884-1920)義大利畫家、雕刻家。出生後因父親破產，家境貧困。十四歲時罹患肺結核，加上成年後生活放蕩，36歲便結束短暫一生。莫和畢卡索出生僅有三年之差，兩人的故事在2004年由導演Mick Davis拍的電影《畢卡索與莫迪利亞尼 (Modigliani)》中有提到。

讓你的心靈無法調適的壓力來源，請試著將它全部寫出來。

> 例如：工作上明明就沒有犯什麼過錯，卻老是被老闆罵。

接下來再自己想想，如何處理該壓力來源，並且把它寫下來。

> 例如：被罵得很莫名其妙，但是我想時間或許能幫我解決這個問題。

原本腦袋裡亂糟糟的東西，化做文字寫出來，是不是讓腦袋稍微清楚一點了呢？

給自己一個讚

有的人生活過得極為單純規律，有的人每天的生活則是精采充實。換句話說，生活的規律精采與否，因人而異。

此外，即使是年齡相仿、從事相同的工作，生活規律相似的人，內心的感受也未必相同。因此，縱使發生了偶發事件，每個人都會因為當下的心理狀態，想法及感性的不同，承受不盡相同的壓力指數。

在工作的職場上，來自他人意料之外的言論或行為，常常會成為自己的壓力來源。即使自己心中默默地發誓說：「不要管別人怎麼說，我要按照自己的步調努力下去。」然而實際上，往往難以長期落實下去。

這種情況發生時，如果能馬上想起什麼話來讚美自己的話，即使在工作上遭遇了難過的事情，仍舊可以讓你冷靜地面對。

本節就請你好好地想一想，一些能拿來讚美自己的話語。並且將這些自我讚美的話語，寫在下一頁的空白處，不要不好意思，盡情地寫下去吧。這將是了解新的自我的機會。

無論是多麼微不足道的事情都可以，請盡可能地多寫一些自我讚美的內容。

用一枝筆消除壓力

例如：無論天氣如何，一定親自帶小狗出去散步。
　　　無論再怎麼累，就寢前一定先做仰臥起坐之後再睡。

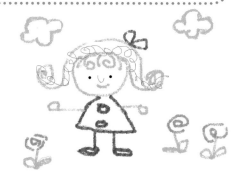

寫出你已經擁有的

前幾天，社會人士講座中的某位學員垂頭喪氣地對我說：「我和公司裡的前輩Ａ一比較之後，無論是語言能力或是學歷都不如他，而且也沒有聽起來響亮的專業認證資格……」。

職場裡，周遭都是能力比自己強的前輩和優秀上司，這種環境之下，可能會因為相互比較的心態，而讓自己陷入沮喪的情緒中。倘若拼命地想著自己缺了什麼，老是認為「我既缺這個，又沒有那個……」最後就會認定「我什麼優點都沒有……」進而否定自我的存在價值，失去了自信。最近，像這一類的談話內容，在學員之間有越來越多的傾向。

只不過話說回來，就算有很強的語言能力、亮麗的學歷或是專業的認證資格，真的就能擁有幸福的生活嗎？

身邊圍繞著優秀的人，其實是件非常好的事情，但是如果因此讓你感到沮喪而失去了自信，那可就沒有意義了。

就算我說「你有你的優點」，聽在你的耳裡或許只是安慰而已。其實你應該已經擁有不輸任何人的條件，只是人們通常不會察覺自己已經擁有的事物。

因此，接下來就讓我們一起找看看，你已經擁有的是什麼呢？

🐈 請試著寫出你已經擁有的事物。不要寫得像是履歷表一樣,而是要想想自己、想想生活上的一切。如果自己不太清楚的話,問問朋友也是不錯的方式。

例如:身體健康,從來不感冒。

🐈 對於你已經擁有的事物、以及自己的優點,你平常是如何運用它的呢?

例如:為了參加一年一度的馬拉松大會,我經常跑步。

🐈 對於你已經擁有的事物、以及自己的優點，未來你
　　想如何運用它呢？

例如：我想教教附近的小朋友，讓他們了解跑步的樂趣，還想成立
　　　ＮＰＯ法人，從事促進健康的工作。

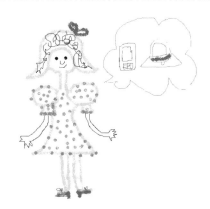

請試著用圖畫或是形狀，將你的想像表現出來。可以塗上顏色，也可以剪下雜誌上的圖案，然後貼在這裡。

對自己說聲「我好棒！」

　　有的人老是否定式地評論自己，有的人則不會。給自己低評價的人，往往會煩惱著——「我為什麼會是這種人……」、「我實在沒辦法不在意別人對我的看法」、「我總是因為同一件事情被老闆罵，真的很討厭。」如果能馬上將討厭的自己甩得遠遠的，改換成另一個自己，事情就好辦了。只不過很可惜的是，沒有魔法能幫你辦到這一點。既然如此，何不一點一滴地慢慢提高對自己的評價呢？如此一來，人生會變得比較快樂喔。

　　或許你會說：「道理我是懂，但是我既沒有什麼值得誇耀的條件，也沒有優點可以得到很高的評價。」然而有很多人沒有發現，自己認為稀鬆平常的事情，聽在別人耳裡，其實是一件「了不起的大事」倘若你真的覺得「找不到可以得到別人讚美的事」或許可以問問朋友及家人的看法。

　　想要揮別自我厭惡，首先就要客觀地看待自己、肯定自己，這是非常重要的一環。如此一來，你就能夠改變自我人生的光彩。只要肯定自我、保有自信，眼神所散發的光芒也將跟著改變，進而使你與他人的交流方式有所不同，連帶影響工作上的成果。

　　對自己說聲：「我好棒！」從今天一步步地慢慢開始吧。不需要擔心，試著用輕鬆的心情面對自我肯定。

首先請在為期一週的時間內，每天寫出自我肯定的內容。無論是多麼小的事情都無妨，盡可能多寫一些。

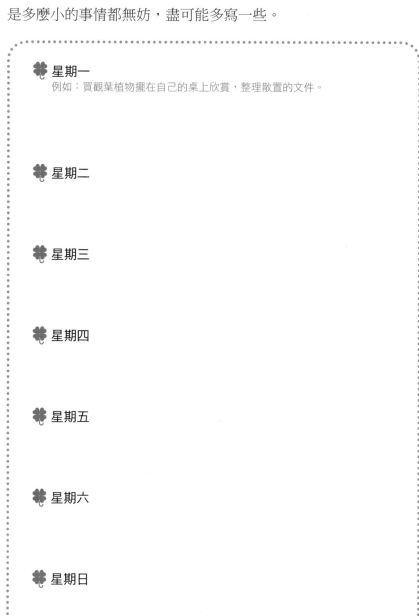

🍀 **星期一**
　　例如：買觀葉植物擺在自己的桌上欣賞，整理散置的文件。

🍀 **星期二**

🍀 **星期三**

🍀 **星期四**

🍀 **星期五**

🍀 **星期六**

🍀 **星期日**

回顧一週的內容，你有什麼感覺呢？請試著用積極正面的話語來表達自己的感覺。

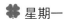

🍀 **星期一**
　　例如：因為擺了觀葉植物，所以心情比以前更能放鬆。因為整理了散置
　　　　的文件，所以工作進展得更快速。

🍀 **星期二**

🍀 **星期三**

🍀 **星期四**

🍀 **星期五**

🍀 **星期六**

🍀 **星期日**

在一週的最後，請試著用圖畫表現出自己現在的心境。

用三個步驟，甩開壞情緒
──神奇的心情模式圖

　　狀況不好、心情不佳的日子裡，往往容易因為一連串事情的連鎖反應，讓人變得更容易負面思考。反過來說，當我們想著快樂的事情、喜悅的事情，這種正面的因素也會引起良好的連鎖反應，使得愉悅的心情越來越擴張。

　　即使最初只是微不足道的小事，一旦累積成心理出現無法調適的情況，心理狀態在不知不覺當中就會越來越走樣，陷入極為嚴重的憂鬱狀態裡。一旦落入此種狀態，往往難以靠自己的力量掙脫。

　　接下來，讓我們利用在對話框內「書寫」，來練習心情模式的轉換。讓你從負面的狀態，轉變為正面的狀態。有的狀態可以馬上就轉換，有的狀態則需要一些時間才能辦到，所以按照步驟圖框，分階段來思考。

　　一開始先是「示範」。請看看對話框內寫了些什麼？心情模式是如何地轉換？及其轉換流程。

☀ 心情模式：只要一點努力就能轉換的煩惱。

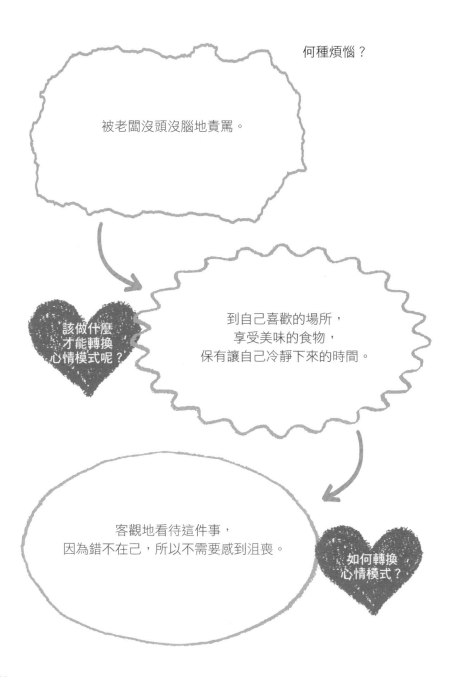

何種煩惱？

被老闆沒頭沒腦地責罵。

該做什麼才能轉換心情模式呢？

到自己喜歡的場所，
享受美味的食物，
保有讓自己冷靜下來的時間。

客觀地看待這件事，
因為錯不在己，所以不需要感到沮喪。

如何轉換心情模式？

☀心情模式：需要花些時間才能轉換的煩惱。

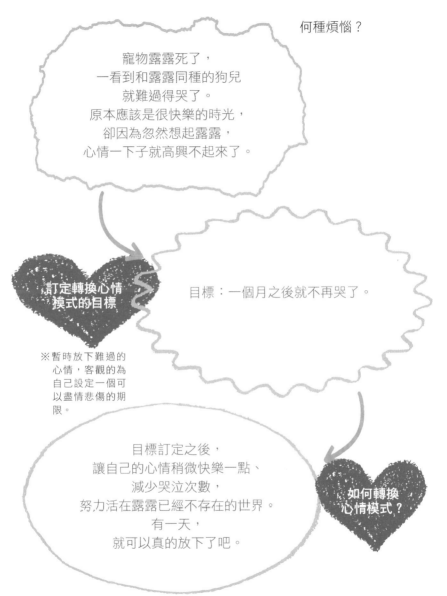

何種煩惱？

寵物露露死了，
一看到和露露同種的狗兒
就難過得哭了。
原本應該是很快樂的時光，
卻因為忽然想起露露，
心情一下子就高興不起來了。

訂定轉換心情
模式的目標

目標：一個月之後就不再哭了。

※暫時放下難過的
　心情，客觀的為
　自己設定一個可
　以盡情悲傷的期
　限。

目標訂定之後，
讓自己的心情稍微快樂一點、
減少哭泣次數，
努力活在露露已經不存在的世界。
有一天，
就可以真的放下了吧。

如何轉換
心情模式？

好了，看完前兩頁的「示範」後，下一頁就開始轉換你的心情模式吧。剛開始可能會覺得有些困難，但是多嘗試幾次之後，就會越來越熟練了。千萬別放棄，加油吧！

☀ 心情模式：只要一點努力就能轉換的煩惱。

何種煩惱？

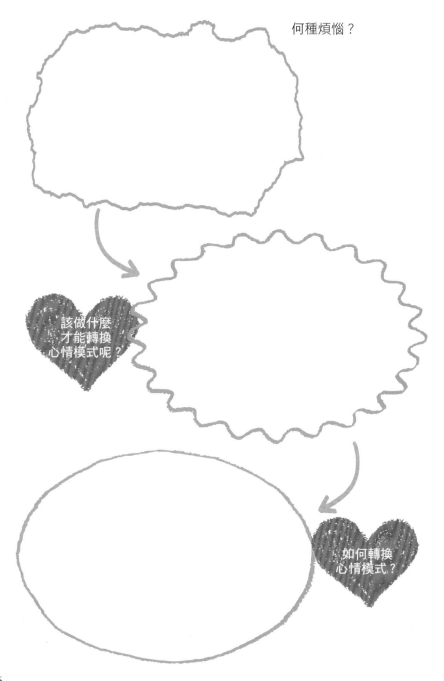

該做什麼
才能轉換
心情模式呢？

如何轉換
心情模式？

☀ 心情模式：需要花些時間才能轉換的煩惱。

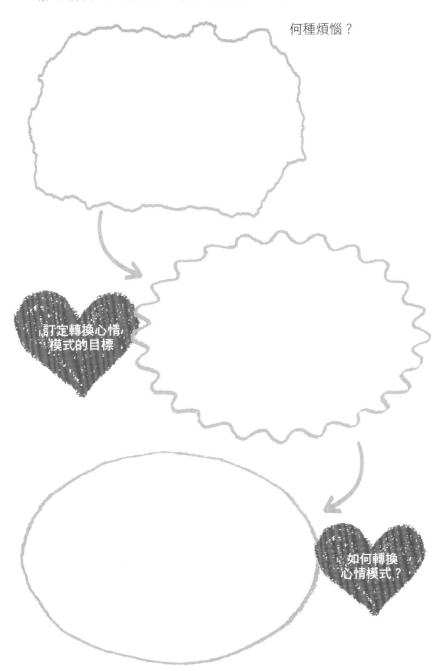

何種煩惱？

訂定轉換心情，
模式的目標

如何轉換
心情模式？

當你需要「正向力量」時

　　想要擁有美好的人生，最好能夠時時保持積極正面的態度。因此接下來，我們就試著表現出充滿正向力量，積極而正面的自己。請暫時放下手邊的事情，來回想看看從前的事情，想想自己曾經在什麼時候，表現出積極而正面的態度？當時又是如何地表現的呢？

　　這項課程，是針對一旦自己未來陷入沮喪的時候，給自己加油打氣而預做的準備。舉例來說，未來某一天，遭遇了預料之外的刺激，使得心情變得消極負面時，請記得悄悄翻開這一頁給自己看看。

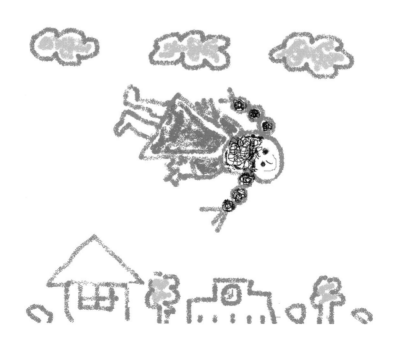

首先，請試著用文字表現自己「積極正面」的情感。

想要找回自信，讓有同理心的人給與安慰及鼓勵雖然也是很有效的方式，但是發自內心想變積極的想法一樣很重要。因此，無論多麼小的事情都無妨，請全部寫出來吧！

這一頁使用的不是文字，而是用繪圖的方式，這樣會更有趣喔！請在以下的框框內，畫上一看就會讓你恢復精神的圖畫。

不需要畫得很好，就算沒有具體的形狀，畫成「大概像這樣吧」的抽象表現亦無妨。或是只畫直線、曲線的線條也行，只塗上自己喜歡的顏色當然也可以。如果你有特別鍾愛的畫作，照著那幅畫模仿也沒問題。

排出心中的壓力根源
——表現內心的負面成分

這一頁是要將日常生活中，積壓在心中的煩雜廢物通通排出來。

你曾不曾因為非常小的事情，不知不覺中堆積在心裡，而在心中形成了許多不必要的壓力呢？

「工作上明明就沒有什麼大不了的事情，和以前比起來，明明就應該輕鬆很多，可是為什麼總是感到疲倦……」有相同感覺的人，其實出乎意料之外地多。

壓力的來源雖然各有不同，但是當所有的壓力混雜在一起，可能連自己都沒辦法掌握確切的根源。

這種情況發生時，請把能想到的原因都化為文字寫下來吧。不需要想得太難，只要你懷疑某件事可能是壓力來源，不要想太多，請用塗鴉般的感覺，將它們一一寫下來。

化為文字之後，將能幫助自己客觀地看待事情，說不定就能明白，其實每件壓力都是因為細瑣小事引起。「這種小事居然是我的壓力來源？」一想到這裡，或許你會禁不住笑出來——若能有這種感覺的話，就太好了。

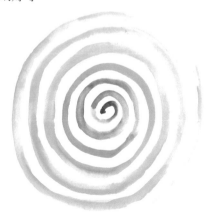

🐦 **請試著寫出壓力的根源。**

例如：現在的工作很忙，根本沒有時間能夠準備換工作所需要的資格考試。

🐦 **你覺得該如何才能消除壓力根源呢？
請試著寫出你自己的對策或方法。**

例如：午休時間或是搭電車上班的途中不要小睡，利用這些時間念書。

「未來的我」會變成什麼樣子？

　　無論是誰，自己的未來都是非常重要、不可忽視的。每個人的未來各有不同，有的人為了讓自己更上一層樓，而打算辭去現在的工作，換個新的工作，有的人則是為了留學，而希望能取得相關的資格。

　　對於未來的夢想、或者是自己想要達成的方向，如果有明確的想法，實現起來也會變得更加容易。即使是原本自己認為不可能的事情，只要訂定計畫，依序執行下去後，朝著目標的箭頭便會開始啟動，帶著你往夢想的方向前進。

　　但是計畫的訂定須要以沉著的態度，並且認真地著手去執行。只要做到踏實認真，未來一定會有所改變。

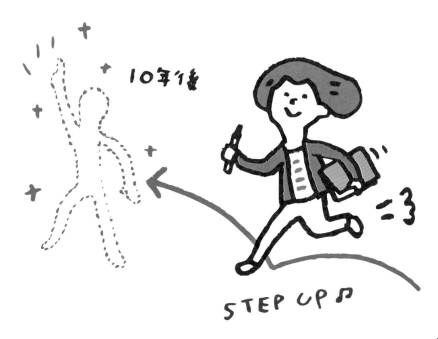

請想像「未來的我」，然後先試著用文字表達出來。

> 例如：我想到國外的研究所留學，取得MBA的學位。

寫了很多之後，相信即使是奧運的跳高選手，一開始也不會從最高的高度開始挑戰。因此接下來，請依照達成的容易度、可能性，由容易到困難依序排列下去。

人類的大腦在完成一個目標之後便產生了自信。當達成某項目標，並且得到了成就感之後，透過大腦的機制，自信將會進一步地擴增，進而提高成功的機率。而這種不斷地成功的過程，也將使得自己更加地努力。

了解大腦的機關作用後，你是不是很想拼拼看呢？沒錯，就是要照這樣加油下去！

接著再想像自己成功時的景象，然後用圖畫表現出來。無論是具象（有形體）或是抽象（無形體）都無妨。舉例來說，成功之後，住在景觀絕佳的豪宅內，或者是有許多很棒的朋友圍繞在身邊，無論哪一種圖畫都可以。如果有現成的照片符合自己想像中的景象，照著模仿畫下來也沒關係。請放大膽地把它呈現出來吧！

釋放不良情緒，打開心靈之窗

　　無論再怎麼忙碌，對於擁有健康的身心而言，敞開心胸釋放不良情緒是非常重要的一件事。縱使身邊環繞著自己喜歡的事物，過著衣食無缺的生活，隨時注意自己的情緒是否有所壓抑，仍舊是件必要的事情。

　　就像家裡的窗戶如果不經常打開，有一天窗戶上的金屬配件就會鏽得使窗戶難以開啟，新鮮空氣無法流通進屋子裡。人也一樣，需要經常引進新鮮的空氣，讓心靈和大腦得以擁有良好的新陳代謝。

　　這一頁我們就來探尋平常沒有注意到的自我內心，透過幾個步驟來開啟心靈之窗，如此一來將能使自己心緒變得更為開闊。

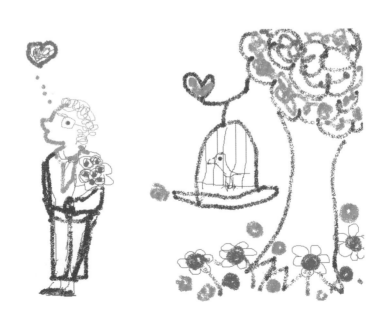

不用想得太難，依序寫下去就行了。慢慢地寫，不要太緊張。

❶ 現在的你，希望能擺脫什麼嗎？

　　例如：工作忙得昏頭轉向，加班加個不停，一點輕鬆的餘裕都沒有。所以
　　　　　很容易就因為老闆或同事無意的言行而神經緊繃，一點雞毛蒜皮的
　　　　　小事就立刻陷入焦躁的情緒中。

❷ 希望怎麼擺脫呢？

　　例如：希望定時回家而不加班。盡可能不因為老闆或是同事的言行而受到
　　　　　影響。

❸ 你覺得該怎麼做，才能擺脫你想擺脫的情況呢？
例如：和老闆討論事情的時候，控制在最短的時間內，注意工作中的時間
運用。確保充足的睡眠時間，調整飲食模式。

❹ 擺脫之後，等待著你的是何種爽快的生活呢？
例如：可以專注在自己的工作上，所以工作很快就能結束。下班後還可以
上健康房、或者是去學習才藝。

請試著用圖畫的方式，將心靈釋放後的意象表現出來。如果難以用圖畫呈現的話，直接將符合意象的照片或圖片，黏貼在這裡也無妨。

保護內心不受煩事干擾

　　和不對盤的人同處在一個團隊內工作，或者是無法和討厭的主管好好地溝通，抑或是和不同世代的下屬說不上話……，以上的情況在職場裡，可能發生在任何人的身上。

　　一旦沒辦法好好地溝通，往往容易讓人陷入沮喪，進而做出了全是自己的錯的結論。

　　只不過和同一個人，一而再、再而三地發生討厭的事情時，責任難道真的只在你一個人的身上嗎？

　　接下來請稍微試著思考一下，令人厭煩的事情是如何發生的呢？如果能了解原因，將可以使你不再承擔不必要的壓力。

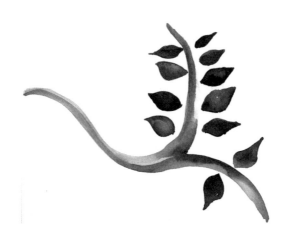

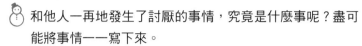 和他人一再地發生了討厭的事情，究竟是什麼事呢？盡可能將事情一一寫下來。

例如：工作上明明就不是自己犯錯，可是卻被主管責罵。

 是何時、在何種情況下發生那件事呢？

例如：主管和重要的大廠商開完會之後等等。

用一枝筆消除壓力

連帶發生了什麼討厭的事情呢？
例如：被罵說我的工作方式不對，說我不適任。

請試著寫下經歷過討厭事情後的心情。
例如：明明在工作上就沒有犯錯，可是卻因為主管開會不順利，或者是他的心情不好，而無端被當成出氣筒臭罵。

該怎麼做才能讓自己接受而且解決這件討厭的事情呢？
　　例如：開始認真地思考，這個職場究竟適不適合我。想想自己真正想做的
　　工作，然後我要努力設法達到換工作的目標。

 請試著表達你現在的心情。用畫圖的方式、或是黏貼圖片
　　的方式都可以，請照著你想到的來呈現。

失眠時，
試試老套的數羊法吧！1、2、3⋯⋯

　　因為工作而不停地加班，導致回家的時間比平常來得晚，連帶延遲了晚餐和洗澡的時間。工作結束回家後的放鬆時間，一旦習慣的節奏被打亂，身體的協調性也會開始崩盤，導致壓力不斷累積，甚至為睡眠帶來阻礙。

　　此外，在睡前使用電腦等設備閱讀電子郵件等的人，也會使得睡眠品質不佳，因此也絕非好事。

　　睡覺前，讓自己的情緒處於放鬆的狀態，可以說是非常重要。喝一杯牛奶能夠舒緩神經，讓你在放鬆的情緒下入眠，但是女性朋友恐怕會在意體重增加等問題。

　　因此，這裡介紹一個自古流傳下來的方法，那就是「數羊」。想像著膨鬆柔軟而毛絨絨的羊毛，將能夠讓人的情緒逐漸放鬆，並且讓腦袋放空。或是使用能夠帶來睡意的薰衣草香氣等等，利用自己喜歡的芳香精油來刺激嗅覺，這也是不錯的方式。

　　倘若能找到適合自己的放鬆方法，你就能夠或多或少地排除失眠的情況。只不過希望這一頁介紹的內容，你永遠都用不上。

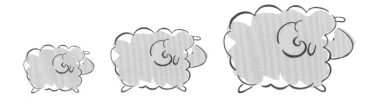

請寫下導致自己失眠的原因。

例如：因為工作上的閃失、或是和同事處不來之類的人際關係，一直盤旋在腦子裡。

該怎麼做才能排除這項失眠的原因呢？

例如：在睡前戴上全罩式耳機，大聲地聽著自己喜歡的音樂、使用自己最愛的芳香精油。

名畫鑑賞
《風神雷神圖屏風》

前面已經介紹了很多西方的畫作，所以這裡就把焦點轉到日本的作品上。以下介紹的是琳派的繪師——俵屋宗達（※編註）的《風神雷神圖屏風》。

這幅繪製在屏風上的巨幅作品，用金箔貼滿了一整面。右邊是兩手拿著風袋的風神，左邊則是擊響著雷太鼓的雷神。這種構圖呈現了壯濶的規模與強大的力道，也是作品中最精彩的呈現方式。

從尾形光琳和酒井抱一等諸多畫家留下了模仿的作品來看，《風神雷神圖屏風》的魅力，可以說連專業畫家都為之傾倒。雖然據稱原創是俵屋宗達所繪製而成，但是畫中卻沒有落款及蓋印，而且也沒有與作品相關的記錄留存下來，因此這幅作品也被稱為謎樣的畫作。

※編註：俵屋宗達，生卒年不詳，據推測大約出生於西元1570年代前後。日本江戶時代(約西元1603-1868)初期畫家。和他對後世的影響力相較，其生平可說謎團重重。只知道在世時主導京都一家稱為「俵屋」的繪畫工房，除了畫扇、屏風、紙材等打稿作業，似乎也製作各類別的紙製品。此外，也曾接受皇室的委託作畫並為幕府修復畫作。

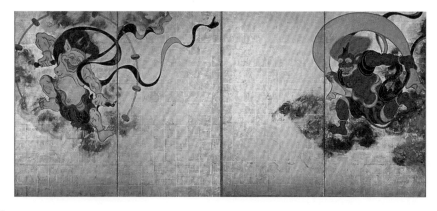

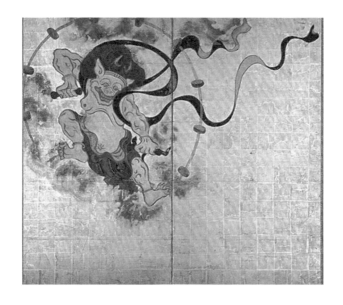

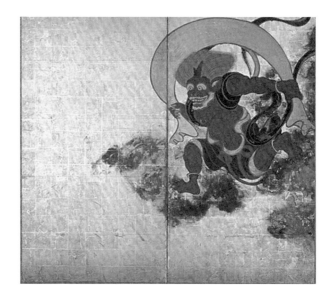

只是看看畫作，對大腦的好處說不完？

　　繁忙的生活中，或許很難撥出時間專程到美術館之類的場所去。然而環顧生活週遭看看，或許可以發現，其實到處都有可以看到畫作的場所。例如：車站之類的建築物裡，張貼著印刷精美的美術館宣傳海報；或者是積極地將藝術作品融入店內裝潢的店家。

　　其實欣賞畫作對於大腦非常有幫助。根據Cela-Conde博士（西元2009）指出，欣賞美麗的畫作將會促進大腦的頂葉活化。對於整合來自身體各個部位的感覺訊息，數字與其相關的知識、各種對象的操作等相關功能、視覺運動之控制等等，頂葉都擔負著極為重要的角色。也就是說，保持大腦頂葉的活力狀態非常重要。

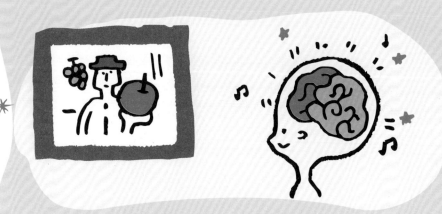

　　或許有人會問：「該看什麼畫才好呢？」我的回答則是：「欣賞自己喜歡的畫作就好。」畫作的喜好因人而異，讓人感覺美麗的圖畫種類也涵蓋極廣，因此觀賞自己喜歡的圖畫即可。只需要單純地觀看，便能給與大腦正面的影響，所以，不妨從今天開始留心地欣賞畫作呢？

解開打結的心，
開啟新的一扇門

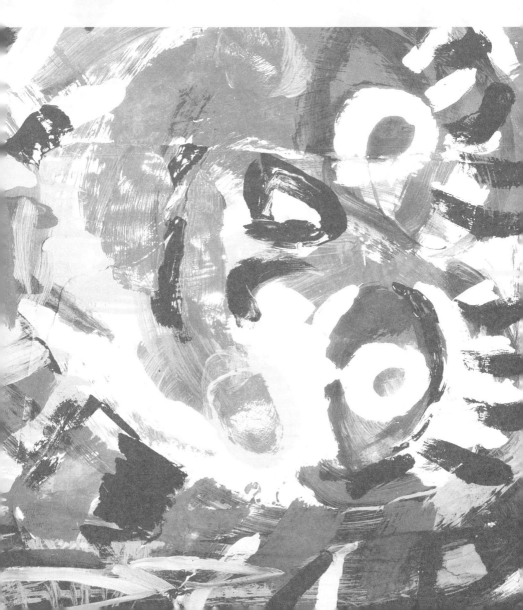

讓潛意識站出來
告訴你真正的感受

　　一旦成為大人，往往沒什麼機會用兒童般純真的心情來畫圖。現代社會，讓人們不是為了生活，就是為了工作而忙得不可開交，即使在電車上，每個人也都忙著當低頭族。

　　這一節中，希望你能嘗試接觸自己潛意識中的想法。

　　或許有人會想：「叫我接觸自己的潛意識，談何容易……」然而請試著回想一下，在一天之中，即使只有一瞬的時間，你的腦、你的心，是不是曾經有過一瞬間，感到輕快起來的時刻呢？請回想起這種感覺。

　　首先請在悠閒輕鬆的情緒下，掌握住你想要畫的東西。如果用右手執筆會讓你意識到「畫圖」這件事而感覺到緊張的話，改用左手握筆也無妨。

　　然後像第一課一開始畫圖的時候一樣，用烏龜般緩慢的速度畫出線條來。請用你的步調來畫，因為是要呈現自己的潛意識世界，所以請完全不要在意畫得好不好之類的問題。

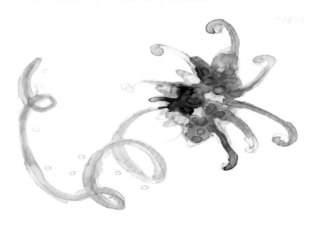

🐾 請用圖畫或線條表現出自己的潛意識。
不需要在意什麼，請放心大膽地隨興畫出來。

🐾 畫完之後的心情如何呢？
請試著用文字表達現在的心情。

找出沒必要的壞習慣

　　人一旦過於忙碌，心裡往往就在不知不覺當中堆積了許多的事情。然而就因為太忙，所以無從發現心頭屯積了太多的事，甚至還可能超出了心靈能夠承受的容量……。

　　就像房子一樣，如果不常常收拾整理，很可能就會亂得連容身之處都沒有。

　　所以接下來我們就來將積存在於內心裡的不必要事物，稍微整理一番。

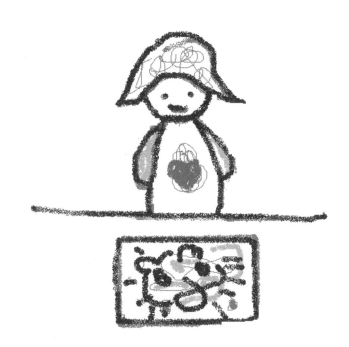

❋ 對自己而言，有沒有什麼不必要存在的習慣呢？請將你認
　為是的項目全部寫出來。
　　例如：習慣在用完餐之後，一直拖到睡覺前才吃甜食。

❋ 改進不必要存在的習慣之後，你有什麼改變呢？
　　例如：體重減輕，原本很喜歡的衣服又穿得下去了。

找個人一起玩名畫猜謎遊戲
——當然一個人玩也沒問題

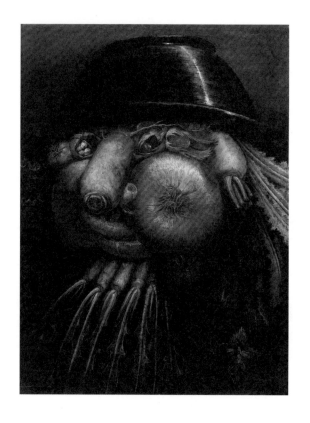

藝術其實蘊藏著不可思議的神奇力量。接下來我們就利用名畫，玩一下猜謎遊戲吧。

上圖是朱塞佩・阿爾欽博托（Giuseppe Arcimboldo）（※編註）所繪製的《園丁》(The Vegetable Gardener)。看起來像張人臉，其實暗藏了玄機。

請仔細盯著這幅畫片刻，然後回答接下來的問題。要先仔細看清楚喔。試著將作品反過來看看，是不是很奇特呢？好了，現在問題來了。

在這幅畫裡面，使用了哪些蔬菜呢？請試著將你所看到的寫出來。

簡單嗎？（我想你應該可以看見許多蔬菜。）大腦有過損傷的人則看不到蔬菜，只能看見單純的一張臉。

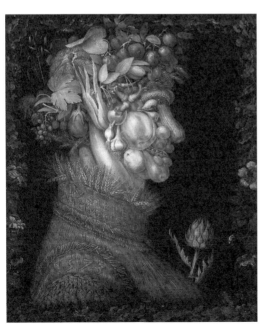

我好像聽到有人說：「我要再玩一次。」好，接下來是同一位畫家的畫作，只不過這次是側臉。難度有稍微高一點，請先仔細地看個清楚喔。這幅名為《夏天》(Summer) 的畫作中，狀似老婦人的臉上畫有許許多多的東西，裡面究竟使用了哪些東西呢？

前一頁出現的《夏天》裡，使用了哪些蔬果呢？請試著將你所看到的寫出來吧！

做完了嗎？你觀察到了幾樣蔬果呢？這個猜謎遊戲並沒有標準答案。事實上，最大的目的是讀者透過觀察的過程，達到活化大腦的作用。而發現時的樂趣，則有助於情緒的放鬆。

※編註：朱塞佩・阿爾欽博托（Giuseppe Arcimboldo，西元1527- 1593），義大利文藝復興時期著名肖像畫家，作品特色是用水果、蔬菜、花、書、魚等各種物體來堆砌成人物的肖像。

下面四圖由左至右，為用春、夏、秋、冬四季不同蔬果繪製而成的人物肖像畫。

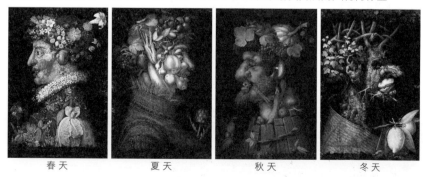

春天　　　　　夏天　　　　　秋天　　　　　冬天

到美術館散散步
——當你需要靈感時

　　把美術館當成是最愛場所的人，實際上可能沒有很多。其實，擁有豐富自然景觀的美術館、或是位在都會中心的美術館，如果能多去走走，或許會讓你遇到意料之外的絕美畫作或空間，進而使美術館變成你所愛的場所喔！

　　美術館附設商店裡的漂亮明信片，或者設置在戶外、讓觀賞者震懾的巨大彫刻作品等等，這些能夠鑑賞優美事物的地點，就藏身在美術館的各個角落裡。即使你不是那麼喜歡欣賞畫作，一樣可以到美術館裡的時尚咖啡館享受午茶時光，說不定能讓你因而產生天馬行空的創意。

　　不需要想太多，請輕鬆從容地去一次看看。當你前往美術館的時候，如果這本書也能夠潛身在你包包的一隅，我會非常地開心。

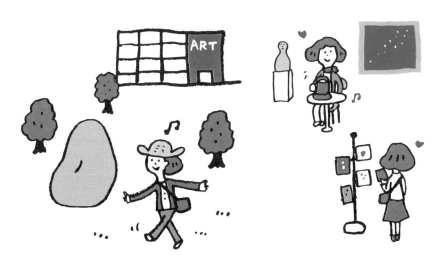

請試著將美術館裡所看到的各種事物畫成圖畫。
或者是將門票、簡介手冊等印刷品黏貼在這裡也行。

對於在美術館所接觸到的事物，或是其他各式各樣的事情，請試著用文字表現出來。比方像是「突然有靈光一閃的點子。」請不要猶豫，馬上將它寫下來吧。

將你喜歡的一切
作成一幅拼貼畫

　　請將你認為不可或缺的事物、喜歡的事物，製作成一幅拼貼畫。

　　用藝術的角度來說「拼貼畫（collage）」，或許會讓人感覺很困難，然而它其實是源自於法文中「黏貼」的意思。所以不需要把它想得太困難，只要隨興地將自己喜歡的事物貼上去就行了。

　　舉例來說，你是不是會將自己喜歡的東西裝飾在辦公桌上呢？在工作的時候看看自己喜歡的事物，將可以讓心情平靜下來，並且還能促進能量湧現。

　　拼貼畫的道理也一樣。請將自己認為不可或缺的事物、或者是想要的東西的圖畫或照片，從雜誌上、宣傳手冊之類的印刷品上剪下來，然後貼在下一頁。如果下一頁的空間不夠用，請找一本你喜歡的筆記本、或者是記事本等常常要用到的冊子，然後黏貼上去。

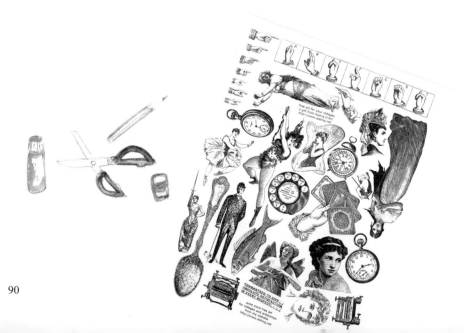

用一枝筆消除壓力

找一顆樹告訴它你的夢想

說到自己的夢想，通常會讓人感到很興奮吧！接下來我們就試著將自己未來的夢想，寄託在大樹上。

話說回來，你曾經見過樹齡一百年以上的樹木嗎？據說在這樣的老樹上，會有樹靈寄宿其中。所以，何妨將夢想寄託在大樹的圖畫上，讓樹靈的力量來幫你實現它。動手畫之前，如果能先在某個地方，親身接觸古老而巨大的樹木，沒有一百年的樹齡也無妨，然後再回來提筆作畫，接下來的內容會更容易進行喔。

此外，因為是未來的事情，所以不要拘泥在眼前的情況，而是該思考長遠的未來。不要用腦袋思考可不可能實現之類太困難的事，而是直接將現在想到的夢想寫出來。也不需要一次就全部寫完，可以暫時先歇歇手，隔幾天之後再繼續寫也無妨。

說到未來的夢想，它並不是小朋友或是年輕人專屬的特權，夢想和年齡無關。因此，無論何時都持續懷抱著夢想，並積極地活下去，這才是最重要的事情。

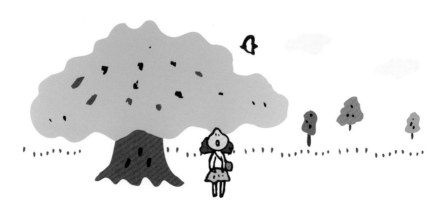

🌿 請試著寫下你的未
來夢想。

　例如：我想環遊世界，增廣自己的
　　　　見聞，將來移民到海外去。

🌿 為了實現未來的夢想，需
要採取什麼對策呢？

　例如：為了避免語言不通的困擾，所以
　　　　要提高自己在語言方面的能力。

真正需要甜點的時刻

　　最近多了很多專賣甜點的店家。不用專程到百貨公司去，車站裡面就有很多排了長長人龍的人氣商店進駐，而便利商店，也同樣著力在甜點的商品開發上。所以說現代人其實很幸福，即使是每天忙於工作，一樣可以在上下班的途中，以平易近人的價格，輕輕鬆鬆就買到時髦又好吃的甜點。

　　人們容易因為壓力的累積，而莫名地開始暴飲暴食。尤其有很多人特別想吃甜食，其中還有人毫無節制地享用甜點，到了連晚餐都可以不吃的地步。原因就出在大腦裡的食欲中樞和壓力滯留的部位很接近，所以就容易引起暴飲暴食的情況了。

　　面對美味的甜點，該如何才能和它友好地相處呢？請先稍微想想看吧！

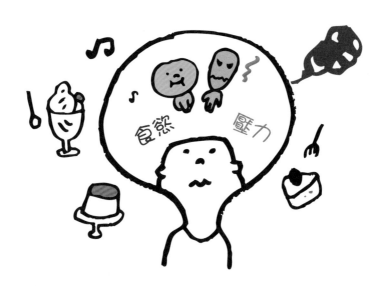

請將你喜歡的甜點全部畫成圖畫吧。如果用畫的太難，則可以剪下雜誌或廣告單等印刷品的圖片，然後黏貼在這裡。

🍮 你什麼時候吃了甜點呢？
　　請試著依照星期日數，寫出最近一個星期的情況。
　　　　例如：星期一 —— 工作中和午餐後
　　　　　　　星期五 —— 聚餐之後的深夜

星期一

星期二

星期三

星期四

星期五

星期六

星期日

你真的需要甜點的時機是什麼時候？

　　例如：星期一 —— 加班時
　　　　　星期五 —— 和朋友一起喝咖啡的時候……

星期一

星期二

星期三

星期四

星期五

星期六

星期日

用一枝筆消除壓力

用一朵花綻放出自己的未來

　　應該沒有人討厭花吧。縱使是心情低落的日子裡，只要接到別人送的花，相信一定會讓人恢復精神，就算只是看看路邊綻放的小花，只要留心觀賞，每個人都能夠從隨著不同季節綻放的花朵中得到樂趣。

　　看著美麗的花朵，可以找回心靈的元氣。習慣在房間裡擺飾花朵的人，一定知道花朵的效力吧。嫌擺放鮮花太麻煩的人，可以試著在室內裡擺放盆栽，只要這樣就能讓你的心情有所改變喔。

　　接下來我們就以花朵為題，試著呈現自己的未來。因為我想藉助花朵的能量，讓你畫出有如美麗花朵綻放般的未來。

　　不需要拘泥在真實存在的花朵上，請發揮創造力，嘗試在紙上綻放出前所未見，專屬於你的花朵。

　　以前做這項功課的時候，我曾得到過像「你畫的花好漂亮，可以讓我拍起來，當成手機的待機畫面嗎？」這樣的讚美呢。

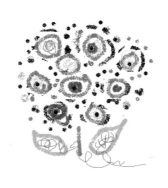

下筆之前，請先用文字呈現你所期望的未來。

例如：我要創業，開一
家自己的店。

例如：為了換工作，我的資
格考試要先過關。

接下來再以自己的方式畫出未來的花朵，你畫的花就是「世界上唯一的花（※編註）」。日本偶像團體的歌曲裡也有這麼一段歌詞，或許你能成為一朵前所未有、地球上不曾見過的花朵唷。請想像著未來的自己，大膽地畫出來吧。

※編註：日文原名「世界に一つだけの花」，由慎原敬之作詞作曲編曲，並由傑尼斯偶像團體SMAP於2003年發行同名單曲。

名畫鑑賞
《阿爾諾非尼夫婦》

　　下一頁的畫作是楊・范・艾克（Jan van Eyck）所繪製，一幅名為《阿爾諾非尼夫婦（The Arnolfini Portrait）》的油畫（※編註）。

　　楊・范・艾克除了畫家的身分之外，他還曾經擔任外交官，效力於菲利普三世（Philippe III le Bon）。此外，據說他對於前面曾經出現的畫家──喬納斯・維梅爾（Johannes Vermeer）也產生了很大的影響。

　　有一說認為這幅畫作是描繪結婚的儀式，但是隨著不同的觀看角度，有的人認為和新娘比起來，男方的臉和裝扮反而更讓人有強烈的印象，使人禁不住凝神專注看著他。

　　這位男士名為阿爾諾非尼，是位非常有錢的商人，仔細看看這幅畫就能了解這一點。畫中描繪了做工精細的黃銅製吊燈，以及當時非常昂貴，卻隨意地放置在窗邊的橘子，這一類的元素都指出了畫中主角富有的意涵。

※編註：楊・范・艾克（Jan van Eyck，約西元1395-1441）。早期尼德蘭畫派最偉大的畫家之一，也是十五世紀北歐後哥德式繪畫的創始人。

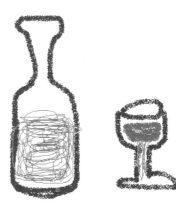

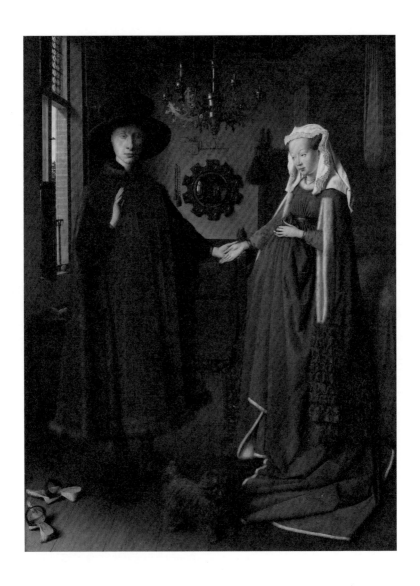

再凝神地細細看下去，將可以發現畫中人物牽手處的背後有面鏡子，鏡子裡還畫了除了阿爾諾非尼夫妻之外的兩個人。這兩個人開了門，正打算進到房間裡，其中的一個人就是這幅畫的作者——楊‧范‧艾克。畫家本人是阿爾諾非尼的朋友，專程前來參加這場結婚儀式。鏡子上方有著「楊‧范‧艾克在此　1434年」的簽名，似乎有什麼特別的意涵存在。

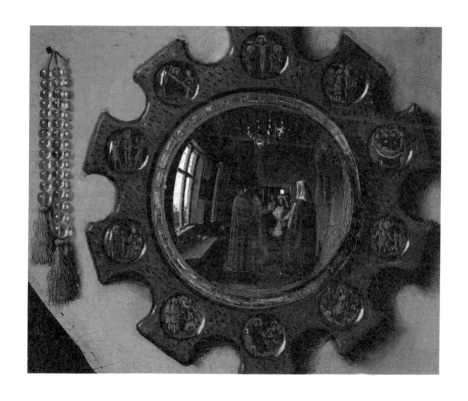

　　這幅畫和李奧納多‧達文西（Leonardo da Vinci）的《蒙娜麗莎的微笑》一樣，即便畫作流傳了無數的歲月，卻仍舊存在著諸多的謎團，至今依舊受到矚目。

何謂創造力

　　當你聽到「創造力」這三個字時，或許會認為這幾個字，只適合套用在愛因斯坦這一類有過重大發現的天才、或者是天生就具備某種才能的人身上。也或許會認為這幾個字，是從事藝術等創作工作者的專有權利。然而在一般人的日常生活中，創造力其實也占有非常重要的地位。

　　Arne Dietrich（The cognitive neuroscience of creativity, 西元2004）曾經說過，所謂的「創造力」，指的是專注力持續集中，而進行具有彈性之創意發想時所必要的部分，對於大腦前額葉之運作有很大的影響。此外，工作或念書時所發揮之思考能力，也能大幅度地提升「創造力」。創造力甚至與記憶力亦有關聯。人類只要活著，「創造力」就是非常重要的一部分。

揮別壓力，
遇見另一個自己

淨化自己個性中「不必要的部分」

　　無論是誰，每個人多少都會有一些自我厭惡的部分吧。比方說像是「我好想改掉遺傳自父親的急躁個性。」或是「這種粗枝大葉又懶散的習性，有沒有辦法改掉啊……」或者是更具體地認為「我好想像○○○一樣，成為一個工作能力很強的人！」等等，形形色色各有不同。

　　接下來就讓我們暫時冷靜一下，試著審視自己的內心層面。只要能稍微注意自己個性中「不必要的部分」，日復一日的生活就會開始產生改變喔。

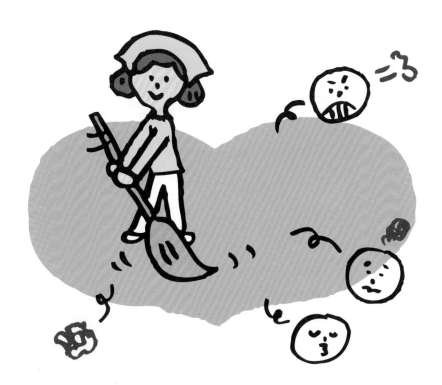

🐘 自己個性中「不必要的部分」是什麼呢？
請試著把它寫出來吧。

例如：不夠機靈、優柔寡斷等等。

🐘 為了淨化「不必要的部分」，該採取什麼行動呢？
請試著用自己的話把它寫出來。

例如：多和當機立斷的主管或前輩學習等等。

請將「不必要的部分」淨化完成時的意象，試著畫在這一頁。看
是要畫出自己改變之後的具體形象，或者是心中豁然開朗時的抽
象感覺，全都沒有關係。

讓自己擁有自信

　　前一頁中，我請你針對「淨化自己個性中不必要的部分」進行了具體的思考。結果如何呢？或許自己沒有發現，但是我認為在你的身上，應該開始一點一滴地有了某些轉變了。或許有的人還沒有真切的感受到，但是新的動向應該已經發生了。

　　接下來從「讓自己擁有自信」的方向來思考一下。

　　請仔細地觀察自己的優點，然後讓它成為你的強項。對於生活在壓力社會的人來說，我認為擁有自信是非常重要的一環。

　　擁有自信之後，無論是在日常生活中、或者是在工作上，思考將會越來越積極，對於壓力的承受度也將因而提高，並且進而提升行動力、改變人生。

　　好了，開始吧。不要想得太難，不要著急，請照自己的步調進行即可。你的人生將會開始慢慢地好轉，越來越快樂。

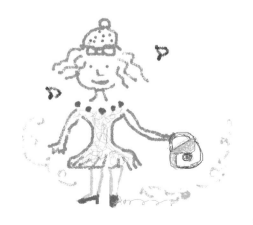

請試著寫下自己的優點。如果自己也不清楚的話，回想朋友們曾經說過的話，然後寫下來。

例如：不怕生，和任何人都能相處融洽，處事態度積極等等。

 對於自己的優點有自信之後，如何將之應用在日常的生活當中呢？

例如：因為從事業務的工作，所以對於初次接觸的客戶也能積極開朗地應對，使業積成長。

想像「有自信的我」是何種模樣，然後試著畫出來。如果有具體的目標對象，可以一邊想著那個人、一邊畫出來，或者是將那個人的照片從雜誌等印刷品上剪下來，貼在這裡也無妨。總而言之，請嘗試用自己的方式呈現出來。

傾聽內心的聲音

為了工作及生活忙得不可開交，每天過著光是應付眼前的問題，就已經疲於奔命的日子，一個星期轉眼間一晃而過。還沒休息夠，下一個星期又開始了，回過神來，才發現一個月的時間已經所剩無幾。

倘若疲於奔命的日子只有短短一個月的話，不論精力或體力，或許都可以設法撐過去，然而一旦過了頭，身心都會出現過度疲憊的後遺症。不經意看到鏡子中的自己，驚覺臉上出現了前所未見的騰騰殺氣——這種經驗，你曾經有過嗎？

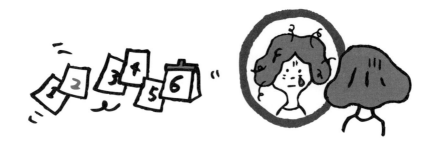

日復一日地過著這種生活模式，往往以完成眼前被交付的工作為優先，使得「勉強撐下去」的無奈感越來越嚴重。長此以往，自己原來的心理與生理平衡將會崩盤，讓自己每天都以茫然的表情，反覆地過著鬱鬱寡歡的生活……。

在這樣的狀態變成無法挽回之前，停下來深呼吸一下，同時傾聽自己內心的聲音。才會發現，能夠改變人生動向的，惟有自己而已。請記得，無論身處於何種環境下，每一個人都具有改變自己的可能性。

✳ 你現在真正想做的，究竟是什麼事呢？

例如：我想辭去現在的工作，自己開一家店。

✳ 想要實現自己的願望，你覺得該從哪裡、該如何著手才好呢？

例如：嘗試去聽演講，或者是假日參加研習會。

用一枝筆消除壓力

〈現在的自己〉下圖中，在你認為不滿意的地方拉線，並用文字描述出不滿意的原因。

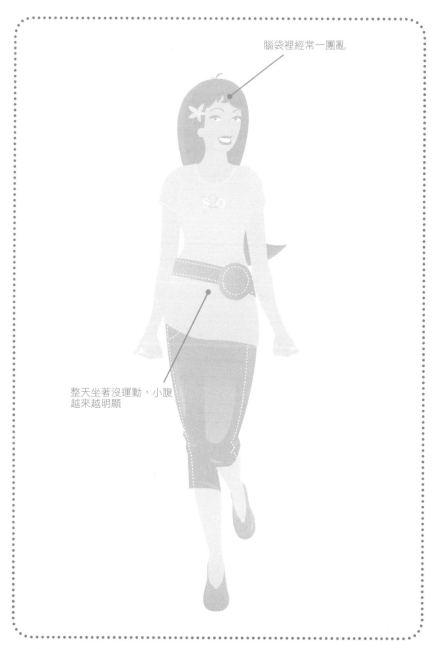

腦袋裡經常一團亂

整天坐著沒運動，小腹越來越明顯

〈理想的自己〉下圖中，在你期望的地方拉線，並用文字描述出內心想達到的目標。

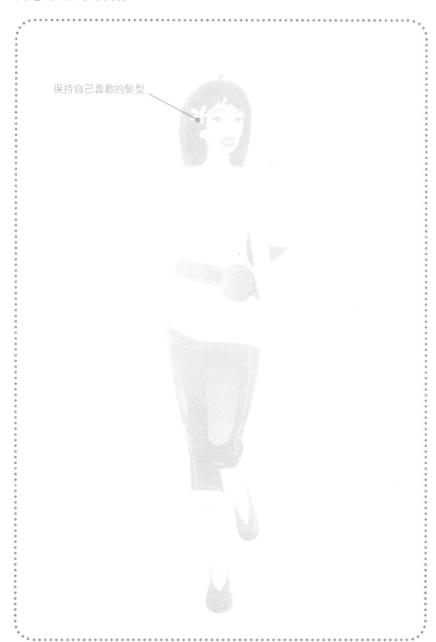

保持自己喜歡的髮型

了解自己的慣用語

　　每個人說話都有某些習慣。這裡所說的「慣用語」，指的是自己在工作上或日常生活中，不知不覺就脫口而出的口頭禪。

　　話語對於人的影響之大，相信你應該知道。往往一句話，就能改變你在他人心目中的印象。

　　時常展現開朗、積極的態度，給人正面感覺的人，據說他們使用的話語也是以積極正面的居多。當然，即使再開朗的人，一樣會有惱人的事，不可能盡是好事圍繞。只不過無論發生了什麼驚人的事，平常就習慣使用正面話語的人，總是能得到別人的幫助。所以他們具有渡過難關的能量，能夠保持開朗而活力十足的狀態。

　　曾經想過自己平常說些什麼話的人，或許沒有想像的多，但是接下來，讓我們就來想想自己的「慣用語」。

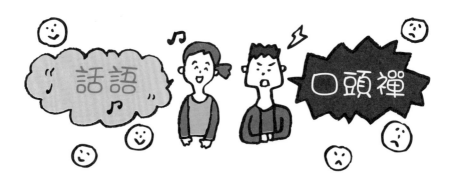

★ 請說出你的「慣用語」。
　　例如：「麻煩死了」、「不關我的事」之類動不動就脫口而出的話語。

★ 對於你慣用的口頭禪，你有什麼感覺呢？
　　例如：雖然平常很少注意，一旦從第三者的角度回頭看，總感覺那些話
　　不太好。

★ 請將那些話語所給人的印象，試著用文字描述看看。
　　例如：那些話語給人的感覺很負面。我覺得是一種冷漠的表現。

★ 今後你想怎麼處理那些慣用話語呢？
　　例如：多加注意，盡可能不再使用那些話語。

請將那些話語所給人的印象，試著用圖畫呈現出來。

嘗試尋找自己喜歡的話語

話語中的確蘊藏著各式各樣的能量。無意間聽到的一小段尋常歌曲，或是在車上看書時，無意間讀到的一句話，抑或是身處艱難環境之中，奮戰不懈的人所說出的一句話等等，這些話語能讓人得到力量，使心情穩定下來。但是，人也可能因為聽到一句話，頓時使心情跌落谷底。所謂的話語，就潛藏著影響人的力量。

會影響我們的，可不是只有正面話語。容易累積壓力的人，往往會讓負面的話語蔓延到自己的身邊，耳濡目染間就由自己脫口而出，陷入這種負面的環境中。

正面的言論能使周遭變得開朗起來。而且對女生來說，正面的言論恐怕比任何飾品都能讓你更加美麗，並且使人際魅力產生加分作用。不過，最重要的還是對自己的影響。

好了，接下來就讓我們一起尋找這美妙而正面的話語吧！

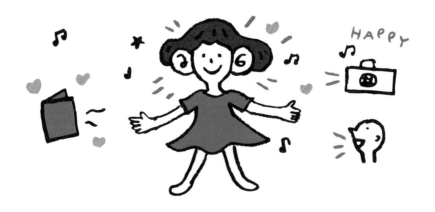

請試著蒐集你認為很棒的話語。或許是一直潛藏在你心中的一句話，也或許是書上的一段言論、歌詞中的一段等等，只要是能讓你恢復活力的話語，從哪裡看到或聽到的都無妨。

名畫鑑賞
《接吻》

本書最後一幅名畫鑑賞是古斯塔夫‧克林姆（Gustav Klimt）（※編註）的《吻》（The Kiss）。

克林姆的畫風是以感官上的性愛為特徵，經常使用金箔背景、裸體女子等元素，這裡介紹的《吻》，正是其中最知名的作品。《吻》以妖豔的感受，將閱覽者帶向甜美的世界，在克林姆死後依舊虜獲諸多人們的心。

克林姆年紀輕輕即享有盛名，和其他藝術家相較之下，他的人生給人一帆風順的印象。然而他的繪畫思想，卻在社會上引發極大的爭論，發生了畫作遭納粹沒收的事件。

此外，克林姆在年輕時，父親及弟弟即相繼過世，因此他的人生也遭受了諸多的不幸。

克林姆雖然終生單身，但是據說他和多位女性有性愛關係存在，甚至還生了多位非婚生子女。

《吻》這幅作品的模特兒是克林姆的情人艾蜜莉‧芙洛格（Emilie Flöge），以當時被視為禁忌的「接吻」為主題所繪製而成。

看著這幅作品，你有什麼感受呢？是感官的世界嗎？或者是……。

※編註：古斯塔夫‧克林姆(Gustav Klimt，西元1862-1918)生於維也納，是奧地利知名的象徵主義畫家。克林姆的生平被流亡法國的智利籍導演Raoul Ruiz，於2006年拍成電影《情慾克林姆(Klimt)》，由實力派演員約翰馬克維奇(John Malkovich)主演，本片評價褒貶不一。

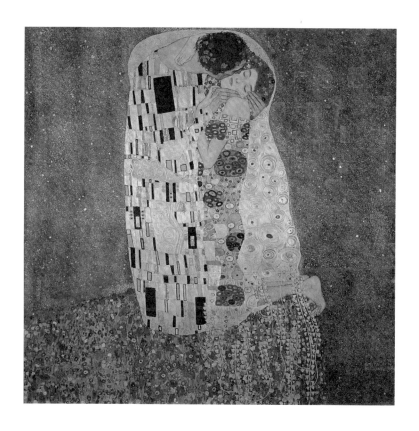

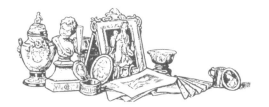

回想自己曾經喜歡過的繪本

　　回想以前的事情，據說可以促進大腦活化。接下來就讓我們試著回想自己孩提時代曾經喜歡過的繪本。

　　在你小的時候，曾經讀過什麼繪本呢？請稍微想一想，有的可能是父母親念給你聽的，有的可能是你自己看的。我想應該有你喜歡的繪本，它會讓你在閱讀的時候很開心，直到現在仍然保有美好的回憶。

　　或許對於你現在的人生來說，當時閱讀的繪本也留下了不少的影響呢！

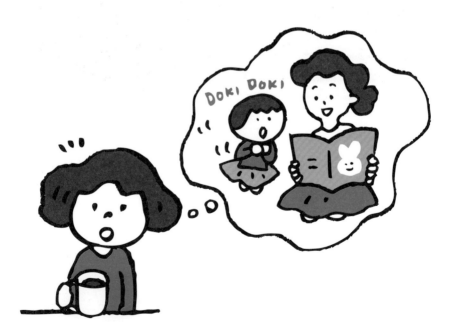

孩提時代的你，曾經喜歡過哪些繪本或是童話故事呢？

例如：謝爾‧希爾弗斯坦（Shel Silverstein）的《愛心樹》（The Giving Tree）等等。

 在那個故事中出現的角色裡，你最喜歡的是什麼（人物、動物、物體等）呢？

例如：愛心樹。

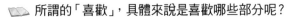 所謂的「喜歡」，具體來說是喜歡哪些部分呢？

例如：愛心樹給了男孩許許多多的東西，甚至讓男孩砍下了它的樹枝。

從喜歡的繪本或童話故事裡，你認為自己學到了什麼呢？

例如：愛心樹將自己的一切給了男孩，從它的身上，我學到了不求回報
的愛。感動得讓我眼淚都掉下來了。

將你喜歡的繪本或童話故事，請試著依照印象，將腦海裡的場景畫下來吧。

前往自己喜歡的地方、
造訪讓自己興奮期待的場所

最近，越來越多人前往造訪，被稱為「能量景點」(Power Spot) 的神社或寺廟等地方。或許這代表了，越來越多人對於日常的生活感到不安，因而希望能從他處得到某些能量吧。造訪所謂的能量景點，確實會讓人的心情莫名地穩定下來，同時感到身心舒暢。

話說回來，你自己就可能有某些特別喜歡的地點，甚至光是想到要去那裡，就足以讓你感到興奮期待吧，縱使它不是一般被稱為能量景點的場所。無論是曾經去過的場所，抑或是現在想去的地方都無妨。

每當對工作或人際關係感到疲憊時，只要到那個地方走一走，心裡頭頓時就感覺溫暖起來，並且湧現了十足的能量。那個地方或許是間優雅的咖啡館，也可能是除了自己之外沒有其他任何人知道的地方，每個人的喜好雖然各有不同，但是對你來說，那裡就是最重要的能量景點。接下來就請好好地想一想，哪裡是你的重要能量景點呢？

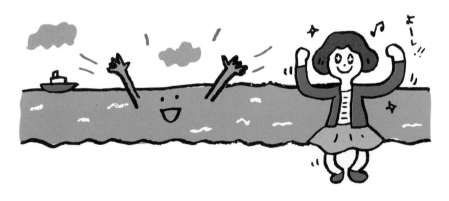

🚋 只要去走一走，便能讓你恢復元氣，原本受傷的心也因而
得到療癒的地點，請試著把它寫下來吧。

例如：位在○○寺廟裡，樹齡高達八百年的樹木前。

🚋 雖然還沒有去過，要是有機會去的話，或許就能讓自己受
傷的心恢復元氣得到療癒的地點，一樣試著把它寫下來。

例如：地獄谷野猿公苑。看到野生的猴子跳進溫泉時的模樣，自己的身心
似乎也能跟著放鬆下來。

請用繪畫的方式，將對你而言重要的能量景點畫下來吧。

如果不容易畫的話，改從雜誌上剪下來，然後黏貼在這裡亦可。

請簡單地畫下你「將來」想造訪的景點。

如果不容易畫的話，改從雜誌上剪下來，然後黏貼在這裡亦可。

以旺盛的好奇心
來吸收未知的世界

即使一個人再怎麼聰明，也會有不知道的事情。

我中學的同學中，有一位 A 同學。有一次他和朋友們的對話，讓我聽了驚訝不已。

A 同學：「香蕉的果實是長在土裡的吧？」
朋友們：「……」

雖然 A 同學說出來的話錯得離譜，但是最讓我感到將訝的是，這些朋友沒有一個人站出來糾正他，這一幕至今仍然鮮明地烙印在我的腦海中。

A 同學的功課非常好，不久之後，他考進了一流的高中，大學也順利地進入了東京大學。資優生 A 同學認為自己無所不知，個性上很討厭被否定。或許他的朋友們明白這一點，才不敢告訴他錯在哪裡。

我舉出 A 同學的事情為例，但事實上，要承認自己的無知，其實是需要勇氣的。只不過坦白地接受自己的無知，並且當下立刻提問，坦率的態度，反而能讓自己的人際關係更加圓融。提問的一方或許會覺得難為情，然而被問的一方卻不會不耐煩。所以千萬不要不好意思，請將未知世界的資訊，全部吸收成為自己的知識吧。

🐦 聽到不懂的事情時，你都是怎麼應對的呢？

　　例如：鼓起勇氣，試著詢問看起來應該會親切地指導我的上司。

🐦 原本不知道的事情變成了自己的知識之後，曾經為你帶來什麼好處嗎？無論是多麼小的事情都無妨，請試著寫下來吧。

　　例如：知道了原本未知的事情之後，更想要進一步了解那個領域的知識，
　　　　　於是利用了書本及網路，繼續深入學習。

和嶄新的自己相遇

聽到「和嶄新的自己相遇」，你有什麼感覺呢？是挑戰自己新的可能性嗎？或者是鼓起所有的勇氣，開始嘗試某種新的事物呢？我似乎聽到有人說：「我還有其他更多的想法呢！」

過於忙碌的生活，讓人平時可能無暇多想，然而人們心底某處，沉睡了種種可能性。比方說，孩提時代就有的夢想。或許你也曾經想過——「那時候如果我選擇○○，說不定現在的人生會完全不一樣」等等，這一類的想法就是在苦悶日常之中，在心靈深處孕育而生，對於改變現狀的希望。

看著苦苦掙扎的親朋好友，卻在突然之間蛻變成功，不免在心中橫生糾葛地想著：毫無改變的自己真是糟糕透頂。說不定還會浮現悲觀的想法，認為自己「被目前的生活困住，根本不可能找到新的自己……」

話說回來，縱使沒辦法突然之間有大幅度的改變，但是我們可以有一些小小的變化。透過慢慢的累積，不久的將來就能遇見嶄新的自己了。請先拋開先入為主的觀念，揮去心中的雜念，慢慢地深呼吸。然後再用輕鬆的心情來思考「遇見嶄新的自己」這件事。

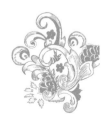

☂ 請將你心中想著——「當時雖然很想做○○，可是卻沒能去做」的事情，一股腦地全部寫下來吧。

例如：曾經很想當個創作工作者，所以大學時代很希望能念藝術學系。可是父母親反對，因為念這種科系好像很難找到工作，只好打消這個念頭。

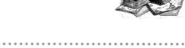

用一枝筆消除壓力

135

對於沉睡在心中的夢想，為了將它的距離與現實世界拉近，
你希望能做些什麼呢？

例如：一邊持續現有的工作，一邊努力學習，以達到成為作家的夢想。

為了達成夢想，具體來說該有何種行動呢？

例如：想要透過學習達到成為作家的夢想，參加作家培訓講座，或是參
加空中大學的課程。

當你遇見新的自己是何種景象呢？請試著用圖畫來呈現。難以用具體的圖畫呈現時，改用抽象的表現也可以，或是將符合意象的圖畫、照片，從印刷刊物上剪下來，然後黏貼在這裡也無妨。請照自己的方式來表現吧。

▌結語

　　本書是2011年，311東日本大地震發生的夏天，開始提筆撰寫。看到至今仍然居住在受災地區臨時住宅的諸多居民，或是因為地震而失去生命中重要的親友，因為許許多多的不幸一次降臨而失去希望、內心疲憊不堪的人們，當時我煩悶地想著——我能夠為他們做些什麼呢？如果有的話，應該就是透過我長年從事的藝術工作來做出一點貢獻吧。

　　事實上因為研究工作的關係，2008年至2010年連續三年的期間，讓我有機會與東北大學結緣，原本2011年3月11日這一天，我會在仙台機場的飛機中等待起飛。然而那一天，我被派往日本岡山出差，所以沒能夠前往位在仙台的東北大學。

　　我參加了岡山的研習會，就在研習的最後一天，發生了311大地震。倘若依照往年的慣例，出現在仙台機場的話…光是想到這一點，就讓我不由得全身顫慄，對於這樣的偶然，至今回想起來仍舊心有餘悸。(編注：仙台機場於地震當天遭海嘯淹沒)

　　本書和我以往的著作不同，在撰寫的時候，除了具有某種冒險的心情之外，我也打從內心期待著，擁有本書的讀者們對於藝術這件事，能有意識上的改變，從而認為——「藝術其實就存在於我們的生活中」、「藝術真的能神奇地讓我的心情平穩下來」等感受。

　　執筆之前，我以參加我的講座的社會人士為對象，進行了諸多的實驗性課程。

　　「職場上的壓力，原本讓我很煩惱，可是進行各項課程的過程中，原本混亂而不舒坦的心情也逐漸變得暢快，讓我感覺到壓力慢慢減輕了。現在我已經開始能正面積極地思考事情了。」

「以前我以為藝術是需要天分，對於不擅長畫畫的我來說，和藝術應該是無緣的，但是實際做了之後才發現它很簡單，並且讓我越來越著迷，就在這過程中，我的壓力也逐漸消除，所以我覺得好神奇。我越來越享受，甚至注意力也更容易集中了。」

「原本我經常自尋煩惱，一天一天不斷地累積壓力，然而在參加了研習之後，本來沉重的心情也變得輕快起來。原本我的生活非常忙碌，平常總是沒時間畫畫圖、欣賞欣賞畫作，現在卻輕輕鬆鬆有了改變，這課程實在太有魅力了。」

有了上述意見作為參考，使我能夠提筆撰寫本書。透過和學員們的互動，讓我能寫出不同於學術書籍的內容，這本書對我來說很特別。

我是一個專門研究美術的研究人員，過去寫的都是為專業者準備的學術書籍，由於使用的是艱澀難懂的表現方式，所以無法將藝術的力量傳達給多數人知道，再加上討厭畫圖、對畫圖有恐懼感的人原本就很多，讓我忍不住思考，目前學校中的美術教育是不是有什麼問題。

本書的目的在於，讓更多的人能夠了解藝術所具有的力量及樂趣。本書的發行定位，不是學術著作及專業書籍，而是大眾書籍，若能因此讓平常不太接觸藝術的人也能有接觸藝術的契機，會讓我感到非常榮幸。

最後，對於為本書增添絕佳插畫，療癒讀者心靈、讓讀者感覺到溫暖氛圍的插畫家ABEMICHIKO小姐，以及爽快承諾發行的KOU書房的同仁們，僅在此致上由衷的感謝。

2012年6月　　　　　　　　　　　　　　　　　今井真理

文經家庭文庫
A295

用一枝筆消除壓力

著作人	今井真理
譯者	王慧娥
發行人	趙元美
社長	吳榮斌
企畫編輯	高佩琳
美術編輯	王小明
出版者	文經出版社有限公司
登記證	新聞局局版台業字第 2424 號

〈總社・編輯部〉

社址	10485 台北市建國北路二段 66 號 11 樓之一（文經大樓）
電話	(02)2517-6688
傳真	(02)2515-3368
e-mail	cosmax.pub@msa.hinet.net

〈業務部〉

地址	24158 新北市三重區光復路一段 61 巷 27 號 11 樓 A（鴻運大樓）
電話	(02)22783158・22782563
傳真	(02)22783168
e-mail	cosmax27@ms76.hinet.net
郵撥帳號	05088806 文經出版社有限公司
新加坡總代理	Novum Organum Publishing House Pte Ltd　Tel：65-6462-6141
馬來西亞總代理	Novum Organum Publishing House(M)Sdn. Bhd.　Tel：603-9179-6333
印刷所	通南彩色印刷有限公司
法律顧問	鄭玉燦律師　Tel：(02)2915-5229
定價	230 元
發行日	2013 年 1 月 第一版 第 1 刷

國家圖書館出版品預行編目資料

用一枝筆消除壓力 / 今井真理 著；王慧娥 譯.
-- 臺北市：文經社, 2013.01
　面；公分.--（家庭文庫；A295）
ISBN 978-957-663-684-4（平裝）

1.藝術治療 2.抗壓

418.986　　　　　　　　　101023947

Hatarakuhito No Aato Rakugakicho　Enpitsu ́l Pon De Sutoresukaishou
Copyright©2012 Imai Mari
Originally published in Japan in 2012 by Kou-Shobo, Publishing Co.
Complex Chinese translation rights arranged with Yodosha Company Limited,
through Jia-Xi Books Co., Ltd., Taiwan, R.O.C
Complex Chinese Translation copyright©2012 by Cosmax Publishing Co., LTD.

文經社網址 **www.cosmax.com.tw** 或至 **facebook**、博客來網路書店查詢「文經社」。
缺頁或裝訂錯誤請寄回本社＜業務部＞更換。本社書籍及商標均受法律保障，請勿觸犯著作權法或商標法。